Hayette Sénia BENSABER
Fedwa ADDOU

Cancro da mama triplo-negativo em mulheres jovens na Argélia ocidental

Hayette Sénia BENSABER
Fedwa ADDOU

Cancro da mama triplo-negativo em mulheres jovens na Argélia ocidental

Prognóstico desfavorável triplo negativo

ScienciaScripts

Imprint

Cover image: www.ingimage.com

This book is a translation from the original published under ISBN 978-620-6-70450-8.

Publisher:
Sciencia Scripts
is a trademark of
Dodo Books Indian Ocean Ltd. and OmniScriptum S.R.L publishing group

120 High Road, East Finchley, London, N2 9ED, United Kingdom
Str. Armeneasca 28/1, office 1, Chisinau MD-2012, Republic of Moldova, Europe
Managing Directors: Ieva Konstantinova, Victoria Ursu
info@omniscriptum.com

Printed at: see last page
ISBN: 978-620-8-39422-6

Conteúdo

RESUMO

O cancro da mama triplo-negativo representa um grupo particular de carcinomas da mama definido imuno-histoquimicamente pela ausência de expressão do recetor hormonal e pela ausência de sobre-expressão do recetor HER2. Este grupo de tumores, que tem o pior prognóstico, não beneficia atualmente de qualquer tratamento orientado e a única terapia sistémica validada é a quimioterapia.

er Trata-se de um estudo retrospetivo dos últimos seis anos efectuado no Etablissement Hôspitalier Universitaire d'Oran "1 Novembre 1954" (EHUO) entre 2017 e 2022 envolvendo 59 doentes jovens com carcinomas da mama invasivos triplo-negativos.

Anatomopatologicamente, o carcinoma ductal infiltrante foi o tipo mais predominante, representando 86,4% dos casos, com um tamanho tumoral maioritariamente T2 de 66,1%. Os graus histoproscópicos II e III representaram, cada um, 66,1% e 33,9% dos casos.

As metástases linfonodais axilares ocorreram em 88,1% dos casos. Em termos de tratamento, 10,2% dos doentes foram submetidos a tratamento conservador e 89,8% foram submetidos a cirurgia radical do tipo Patey.

Apesar dos avanços no tratamento e do advento de terapias orientadas, o cancro da mama continua a ser a principal causa de morte nas mulheres. As classificações clínicas e histológicas actuais não nos permitem estabelecer plenamente os parâmetros prognósticos e preditivos da resposta ao tratamento.

Palavras-chave : **Cancro da mama, triplo negativo, mulher jovem, mau prognóstico, metástases, progesterona (PR), estrogénio (RE), proteína (HER2), mastectomia.**

INTRODUÇÃO GERAL

Na maioria dos países, o cancro da mama é o cancro mais comum nas mulheres. Todos os anos, ocorrem mais de um milhão de novos casos em todo o mundo, representando 30% dos casos de cancro feminino nos países industrializados e 14% nos países em desenvolvimento. É também a principal causa de morte relacionada com o cancro nas mulheres, com 410 000 mortes por ano **(Rochefort H et *al.*, 2008)**.

É definido como qualquer proliferação neoplásica maligna primária com origem no parênquima mamário e é o cancro mais frequentemente diagnosticado nas mulheres em todo o mundo, afectando uma em cada 9 mulheres durante a sua vida e causando 1 em cada 27 mortes. É o principal cancro nas mulheres e a sua incidência está a aumentar de forma constante; é observado em mulheres entre os 35 e os 55 anos, com formas precoces a tornarem-se cada vez mais comuns na Argélia. É excecional nos homens (1%) e desenvolve-se geralmente na ginecomastia ou na síndrome de klinfelter **(Boughera N, 2012)**.

A diversidade das apresentações clínicas, das respostas ao tratamento e do prognóstico do cancro da mama pode ser explicada por um elevado grau de heterogeneidade histológica e molecular.

Na prática clínica, os diferentes subtipos de cancro da mama são estimados através de testes imuno-histoquímicos (IHC) para os receptores hormonais (HR) (receptores de estrogénio e progesterona) e para a oncoproteína HER2 (recetor-2 do fator de crescimento epidérmico humano); estes testes são efectuados em todos os casos de cancro da mama invasivo.

Há um tipo de cancro da mama que tem suscitado grande interesse nos últimos quinze anos: O cancro da mama triplo-negativo (TNBC), que se define pela ausência de expressão dos receptores hormonais e pela ausência de amplificação/sobreexpressão da oncoproteína HER2, representa 12-17% dos cancros da mama **(Naibo P, 2018).**

A maioria dos cancros da mama triplo-negativos são carcinomas ductais invasivos (IDC). O carcinoma ductal in situ (DCIS) também pode ser triplo-negativo.

Atualmente, o cancro da mama triplo-negativo é diagnosticado através de um procedimento de imagiologia e imunohistoquímica (IHC) em duas fases, que depende do operador e pode ser moroso. Por conseguinte, é crucial desenvolver tecnologias rápidas e avançadas para melhorar a eficiência do diagnóstico.

Os cancros da mama triplo-negativos CSTN apresentam semelhanças com os cancros desenvolvidos no contexto de uma mutação deletéria constitucional no gene BRCA 1, apontando para potenciais novas vias terapêuticas **(Naibo P, 2018).**

O cancro da mama triplo-negativo responde geralmente bem à quimioterapia. No entanto, o seu risco de recorrência (recidiva) nos cinco anos seguintes ao tratamento é elevado em comparação com o cancro da mama com recetor hormonal positivo ou HER2 positivo. Este risco diminui após cinco anos.

Os objectivos do presente estudo são :

- ✓ Descrever as caraterísticas clínico-epidemiológicas e histopronósticas da doença,
- ✓ Analisar as alterações na patologia do cancro da mama triplo-negativo nos últimos seis anos.
- ✓ Melhorar o diagnóstico e o prognóstico individual dos pacientes com idade igual ou inferior a 50 anos que sofrem desta patologia na população da Argélia Ocidental.

CAPÍTULO I

MAMA PATOLÓGICA

I.1 Definição

O peito é constituído por uma glândula mamária, fibras de suporte (ligamentos de Cooper) e gordura (tecido adiposo), todos cobertos pela pele. A quantidade de cada um destes componentes pode variar de uma mulher para outra. O peito situa-se acima do músculo peitoral. A mama contém também nervos e vasos sanguíneos e linfáticos. A glândula mamária está dividida em 15 a 20 secções chamadas "lóbulos", constituídas por lóbulos. Estes estão ligados a ductos que passam por baixo do mamilo (situado no centro da mama). Também se podem observar os gânglios linfáticos, que filtram os micróbios e protegem o organismo contra as infecções e as doenças. O cancro da mama pode desenvolver-se tanto num ducto lácteo como num lóbulo, e pode também ser encontrado nos gânglios linfáticos **[1].**

A mama pode ser afetada por patologias benignas ou malignas. Para as detetar precocemente, é aconselhável efetuar auto-exames regulares para detetar a presença de gânglios linfáticos mamários.

O auto-exame, também conhecido como autopalpação, consiste em examinar os seios para detetar alterações que possam indicar um diagnóstico de cancro e deve ser efectuado uma vez por mês a partir dos 25 anos. O auto-exame não substitui um exame clínico efectuado por um médico e muito menos uma mamografia **[2].**

Se a paciente sentir algo de estranho, deve marcar uma consulta com o seu médico de família ou ginecologista. O médico ou o ginecologista apalpará novamente os seios. Pode pedir outros exames, como uma mamografia se tiver mais de 30 anos, uma ecografia, uma ressonância magnética da mama ou uma análise ao sangue. E não se esqueça de consultar o médico de família ou o ginecologista uma vez por ano, pois o auto-exame dos seios não substitui uma consulta com um profissional de saúde **(Figura 1) [2].**

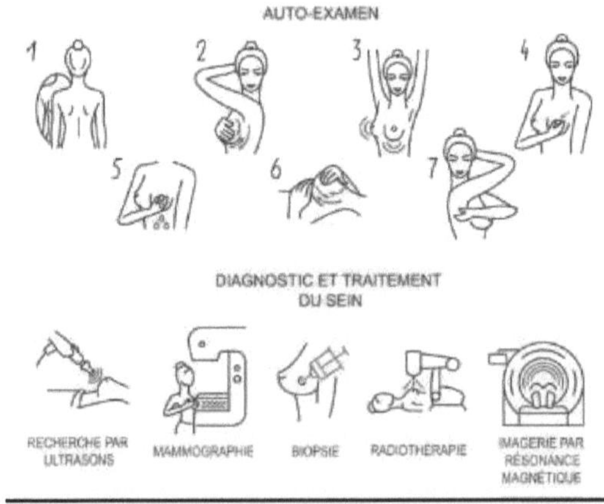

Figura 1: Testes para diagnosticar o cancro da mama [2].

1.1.1 Doenças benignas da mama

1.1.1.1 Calcificações mamárias

Correspondendo a depósitos de cálcio no tecido mamário, que não estão correlacionados com a presença ou ausência de cancro, o radiologista examina o seu tamanho, forma e disposição através da mamografia. Algumas das suas caraterísticas, como uma forma irregular ou certos agrupamentos, podem ser suspeitas **[3]**.

1.1.1.2 Condições benignas

Estas doenças da mama não são sinónimos de cancro da mama e, em geral, não implicam qualquer perigo vital para o doente, tais como quistos, corrimento mamilar, hiperplasia atípica, dor, adenose, necrose da gordura, ginecomastia (nos homens), ectasia dos canais de leite, etc. **[3]**.

1.1.1.3 Tumores não cancerosos

É uma massa que não se espalha para outras partes do corpo (sem metástases). Normalmente não apresenta risco de vida. É geralmente removida cirurgicamente e não costuma recidivar, como a fibroadenose, o papiloma intracanal, o tumor filodes e os tumores não cancerosos, como o lipoma, o adenoma, o neurofibroma, o hemangioma, o hamartoma e o tumor de células granulares **[3]**.

1.1.2 Doenças malignas da mama

1.1.2.1 Carcinoma ductal

A forma mais comum é nas células glandulares dos ductos mamários e pode ser in situ (presente apenas nos ductos mamários) ou infiltrativa (estendendo-se ao tecido mamário vizinho) **[4]**.

1.1.2.2 Carcinoma lobular

Tem origem nos lóbulos da mama, atravessando depois esses lóbulos e invadindo o tecido mamário vizinho. Pode também espalhar-se (metastizar) para os gânglios linfáticos e outras partes do corpo **[4]**.

1.1.2.3 Cancro da mama inflamatório

O cancro da mama inflamatório é raro (1-5% de todos os casos) e agressivo, o que significa que se desenvolve e se espalha rapidamente. As células cancerosas bloqueiam os vasos linfáticos na pele da mama. É chamado "inflamatório" porque a mama afetada parece inflamada (vermelha e inchada). O CIN desenvolve-se e espalha-se rapidamente e é considerado um cancro da mama localmente avançado quando as células cancerosas invadem os tecidos ou os gânglios linfáticos próximos **[5]**.

1.1.2.4 Doença de Paget

A doença de Paget da mama é um tipo raro de cancro da mama. Aparece como uma erupção cutânea ou outras alterações na pele do mamilo, normalmente numa mama. A doença de Paget da mama é mais comum em mulheres com idade superior a 50 anos **[6]**.

1.1.3 Fases da carcinogénese

A investigação no domínio da endocrinologia conduziu às primeiras terapias contra o cancro com antiestrogénios. As linhas celulares de cancro da mama permitiram elucidar os mecanismos do efeito mitogénico dos estrogénios, base da sua atividade como promotores de tumores [7]. As experiências realizadas em modelos celulares mostram que a carcinogénese pode ser dividida esquematicamente em três fases:

1.1.3.1 Iniciação

É uma etapa pontual que corresponde a uma alteração no genoma de uma célula normal, que lhe confere a propriedade de escapar à regulação celular: alterações do ADN de origem endógena (erros durante a duplicação do ADN), efeito dos radicais livres sobre o ADN, alterações induzidas por factores ambientais cancerígenos. Uma alteração do ADN (mutação) só é transmitida às células derivadas da célula "iniciada" se esta não estiver destinada a morrer e se as alterações do ADN não forem reparadas **[8]**.

1.1.3.2 Promoção

É uma fase relativamente longa durante a qual a célula iniciada prolifera e conduz progressivamente ao desenvolvimento de células mutantes. Vários factores endógenos (factores de crescimento e hormonas) ou exógenos (toxinas químicas, factores alimentares, etc.), devido à sua ação repetitiva, vão desregular alguns dos mecanismos que controlam a multiplicação celular **[8]**.

1.1.3.3 Progresso

Trata-se de uma fase complexa que consiste na vascularização do tumor (Angiogénese) e na aquisição da capacidade de invasão (Metástase) **[8]**.

1.1.3.3.1 Angiogénese

É a formação de novos vasos sanguíneos a partir dos já existentes. Para proliferar, as células cancerosas necessitam de um fornecimento de nutrientes e de oxigénio. O tumor desencadeia, por isso, a criação de novos vasos sanguíneos.

1.1.3.3.2 Metástases

Um tumor formado por células cancerígenas que se separaram de um tumor inicial (tumor primário) e migraram através de vasos linfáticos ou vasos sanguíneos para outra parte do corpo, onde se fixaram. As metástases tendem a desenvolver-se nos pulmões, no fígado, nos ossos ou no cérebro. Não se trata de outro cancro, mas do cancro original que se espalhou. Por exemplo, uma metástase de cancro da mama para o pulmão é um tumor constituído por células da mama; não é um cancro do pulmão. O risco de desenvolver metástases depende das caraterísticas do tumor inicial.

CAPÍTULO II

EPIDEMIOLOGIA DO CANCRO DA MAMA

11.1 Epidemiologia descritiva

11.1.1. À escala mundial

Em 2020, foram contabilizadas 2,3 milhões de mulheres com cancro da mama e 685 000 mortes por cancro da mama em todo o mundo.

No final de 2020, 7,8 milhões de mulheres tinham sido diagnosticadas com cancro da mama nos últimos cinco anos, o que faz do cancro da mama o cancro mais comum em todo o mundo.

Em todo o mundo, as mulheres perdem mais anos de vida (esperança de vida ajustada à incapacidade) devido ao cancro da mama do que a qualquer outro tipo de cancro. O cancro da mama ocorre em todos os países do mundo e afecta mulheres de todas as idades a partir da puberdade (embora a taxa de incidência aumente com a idade) **[9]**.

Embora a incidência esteja a aumentar na maior parte do mundo, existem enormes desigualdades entre países ricos e pobres **(Figura 2) [10]**.

Estas tendências explicam-se em grande medida pelo facto de os países de baixo e médio rendimento terem tido de concentrar os seus limitados recursos de saúde no combate às doenças infecciosas e na melhoria da saúde materna e infantil, enquanto os seus serviços de saúde não estão equipados para prevenir, diagnosticar e tratar os cancros. Isto deve-se à falta de deteção precoce e de acesso ao tratamento **(Figura 3) [10]**.

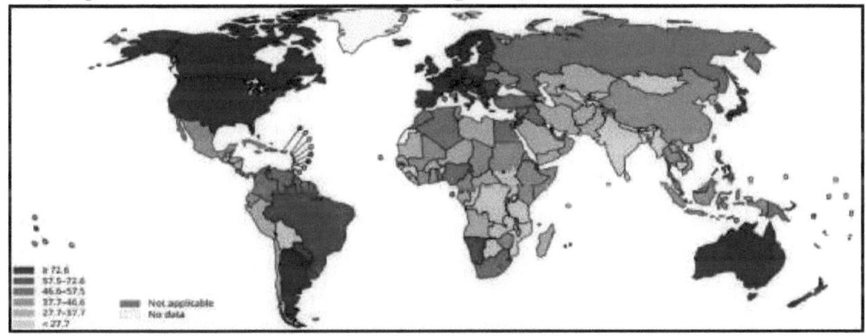

Figura 2: Taxas de incidência mundiais padronizadas por idade do cancro da mama (GLOBOCAN 2020) [10].

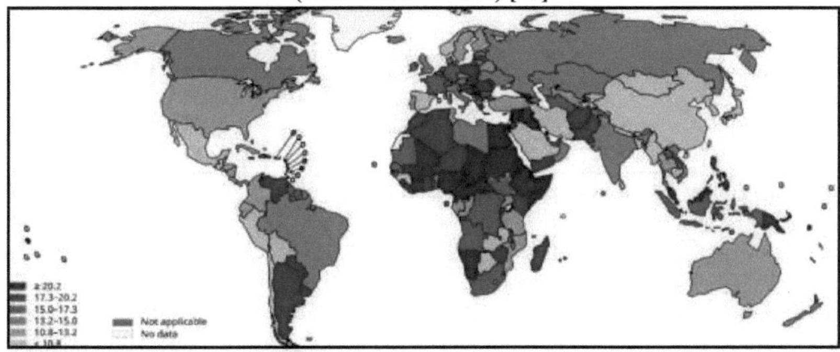

Figura 3: Taxas de mortalidade mundiais padronizadas por idade para o cancro da

mama (GLOBOCAN 2020) [10].

11.1.2. À escala nacional

O cancro da mama é o cancro mais comum na Argélia e a sua incidência continua a aumentar, sendo a idade média de início de 48 anos. O cancro da mama é a principal causa de cancro na Argélia, com 2,26 milhões de novos casos por ano, seguido do cancro do pulmão (2,2 milhões), do cancro colorrectal (1,93 milhões), do cancro da próstata (1,41 milhões), do cancro da pele (1,2 milhões) e do cancro do estômago (1,09 milhões), de acordo com o GLOBOCAN 20202 **(Figura 4)[9].**

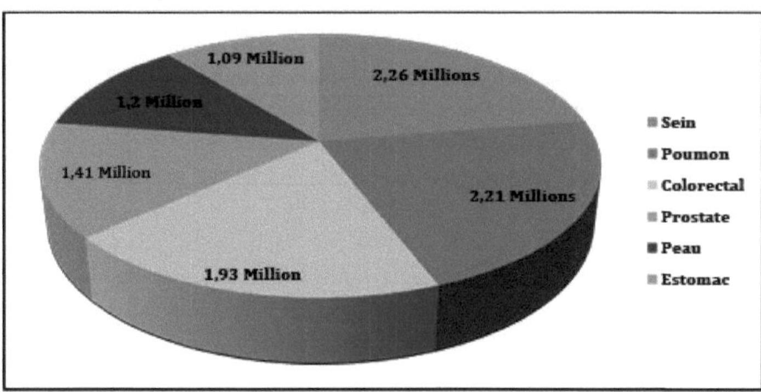

Figura 4: Número de casos registados de cancro da mama na Argélia em 2020 [9] O cancro da mama é o cancro mais frequentemente diagnosticado, seguido do cancro colorrectal e do cancro do pulmão (em termos de incidência) e vice-versa (em termos de mortalidade), e a principal causa de morte por cancro na Argélia **(Figura 5) [9].**

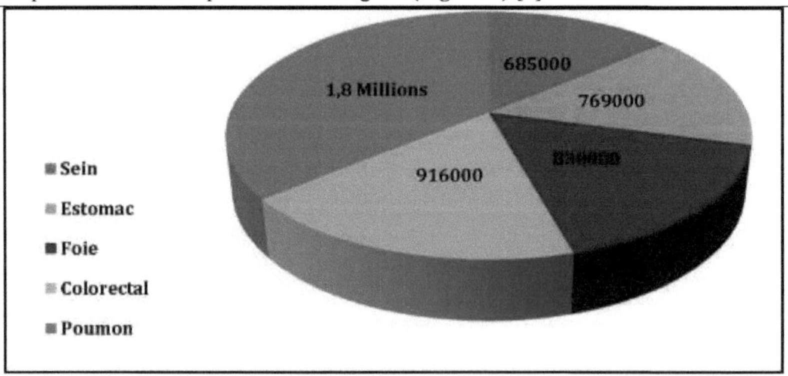

Figura 5: Estimativa do número de mortes por cancro da mama na Argélia em 2020 [9].

O cancro da mama caracteriza-se na Argélia pela idade média das mulheres afectadas, que é de cerca de 35 anos ou mais, em comparação com 55 anos nos países desenvolvidos. De acordo com as observações feitas pelo Presidente da Associação Argelina de Oncologia Médica, Professor Kamel Bouzid, num estudo dedicado às causas desta doença de início precoce no nosso país, (65 000) novos casos de cancro de todos os tipos foram registados na

Argélia desde o início de 2021 até outubro de 2021, incluindo 15 000 casos, relatados em Argel **[11].**

Todos os anos, a Argélia regista quase 50.000 novos casos de todos os tipos de cancro, de acordo com os dados do registo nacional do cancro gerido pelo Instituto Nacional de Saúde Pública (INSP).

11.1.3. Na Argélia Ocidental

Foram revistos retrospetivamente 1140 casos de mulheres submetidas a mastectomia no que diz respeito às suas caraterísticas histoclínicas e moleculares. Os dados foram recolhidos de relatórios de patologia e oncologia de três hospitais principais da Argélia ocidental: hospital público de Oran, hospital militar de Oran e hospital público de Sidi Bel Abbes **[12].**

Os critérios de exclusão referiam-se a mulheres com uma doença diferente do cancro da mama, casos em que o HER2 foi definido como score 2 e cancro da mama masculino. Foi obtida autorização ética do comité de ética do hospital.Foram identificados 416 novos casos de cancro da mama, dos quais 151 em homens e 263 em mulheres, no hospital Aïŋ Témouchent **(Quadro I)[12].**

Tabela I: Distribuição dos casos de cancro da mama na Argélia Ocidental [12].

Wilaya Ocidental	Incidência	Ano de estudos
ORAN	428 novos casos	2020
AIN TEMOUCHENT	416 novos casos (151 homens/263 mulheres)	2020
TLEMCEN	300 novos casos	2018
SIDI BELABESS	214 novos casos	2018

Foram registadas 428 pacientes com cancro da mama na wilaya de Oran durante o ano de 2020, de acordo com o responsável pelo programa nacional de rastreio do cancro da mama e do colo do útero no Departamento de Saúde e População (DSP) local **(Mokrane F ,2020).**

O rastreio do cancro da mama, que registou um ligeiro declínio devido à pandemia de Covid-19, chegou a 4 529 mulheres com mais de 45 anos, afirmou. De acordo com um relatório sobre a saúde e a população, foram registados 2 397 novos casos de todos os tipos de cancro na wilaya de Oran em 2020 **[13].**

11.1.4. Epidemiologia do cancro da mama em mulheres jovens

O cancro da mama em mulheres jovens é definido como o cancro que ocorre antes dos 35 ou 40 anos de idade, consoante a literatura. As doentes diagnosticadas antes dos 35 anos representam apenas 2,4% dos casos de cancro da mama, com apenas 1% das doentes diagnosticadas antes dos 30 anos **(Chéreau E, 2019).**

Tradicionalmente, o cancro da mama em mulheres jovens tem sido associado a um fenótipo mais agressivo e a um pior prognóstico. O risco relativo de morte é 39% mais elevado nas mulheres com menos de 40 anos do que nas mulheres mais velhas.

(RR= 1,39 [1,34-1,35]). Este risco aumenta em 5% por cada ano mais novo no momento do diagnóstico até aos 35 anos **[14].**

11.2 Epidemiologia analítica

II.2.1 Factores sócio-demográficos

II.2.1.1 Idade

A doença é rara em mulheres com menos de 30 anos. O risco aumenta entre os 50 e os 75 anos (quase dois terços dos cancros da mama). De acordo com a edição de 2021 do Panorama

dos cancros em França, publicado pelo Instituto Nacional do Cancro, 80% dos cancros da mama ocorrem depois dos 50 anos. Isto representa milhares de mulheres que recebem este tratamento todos os anos.
diagnóstico e deve combater esta doença **(Figura 6) [15].**

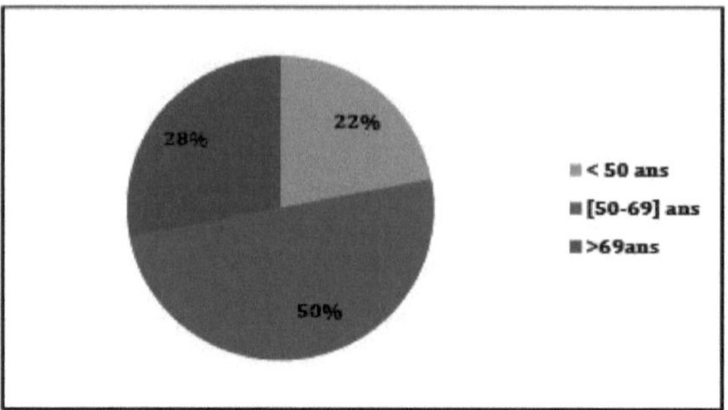

Figura 6: Incidência do cancro da mama por idade (edição de 2021) [15].

No entanto, isto não significa que o cancro da mama afecte apenas pessoas de uma certa idade. É perfeitamente possível desenvolver cancro da mama com menos de 40 anos, nomeadamente se tiver uma forte história familiar de cancros femininos (mama e/ou ovário) ou de mutações patogénicas **[15]**.

II.2.1.2 Género

O cancro da mama afecta principalmente as mulheres. Embora exista nos homens, é 100 vezes menos frequente. Os homens têm tecido mamário tal como as mulheres, mas os seus seios são menos desenvolvidos. O cancro da mama masculino é semelhante ao cancro da mama feminino, mas existem algumas diferenças. O cancro da mama masculino é, em grande parte, tratado da mesma forma que o cancro da mama nas mulheres pós-menopáusicas (quando os ovários deixaram de produzir restrogénio). Menos de 1% de todos os cancros da mama afectam os homens, e os investigadores estimam que, até 2022, haverá 270 novos casos de cancro da mama masculino no Canadá e 55 homens morrerão da doença **[16].**

11.2.2 Factores genéticos

Está agora estabelecido que a genética desempenha um papel no aumento do risco de certos tipos de cancro da mama e dos ovários e que as mulheres com estas doenças têm predisposições genéticas que aumentam o seu risco de desenvolver cancro da mama e dos ovários em comparação com as mulheres que não são portadoras desses genes.

A deteção dos genes responsáveis pelas mutações que favorecem o desenvolvimento do cancro é, por conseguinte, uma questão fundamental para oferecer às mulheres com cancro da mama um tratamento eficaz, precoce e menos oneroso **[17].**

11.2.2.1 Mutação de genes supressores

As mutações genéticas podem impedir que os genes funcionem corretamente, tornando-os inactivos. Isto faz com que as células cresçam fora de controlo, o que pode levar ao cancro.

> **Mutações do gene BRCA**

Estima-se que cerca de 2 em cada 1000 mulheres sejam portadoras de uma mutação no BRCA1 ou no BRCA2, dois genes envolvidos na reparação dos danos que o ADN sofre regularmente. A presença de mutações num destes dois genes interrompe esta função e aumenta consideravelmente o risco de cancro da mama e dos ovários.

No entanto, nem todas as mulheres com estas mutações genéticas irão desenvolver cancro da mama um dia, o que aumenta o risco de desenvolver cancro da mama numa idade jovem, normalmente antes da menopausa. Numa mulher com uma mutação BRCA1 ou BRCA2, o risco de cancro da mama varia entre 40% e 80% ao longo da sua vida. Mais especificamente, as mutações do gene BRCA aumentam o risco de cancro da seguinte forma **(Figura 7) [18].**

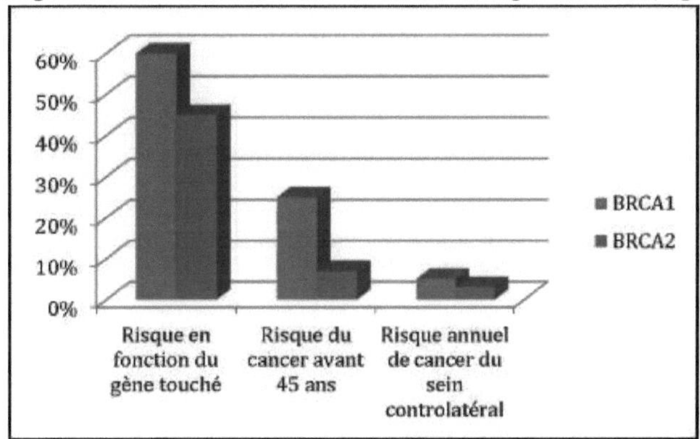

Figura 7: As mutações do gene BRCA aumentam o risco de cancro [18].

> **Mutações no gene TP53**

O gene TP53 é um gene supressor de tumores que controla o crescimento e a divisão celular. O gene TP53 também envia sinais a outros genes para ajudar a reparar o ADN danificado. Se o ADN danificado não puder ser reparado, o gene TP53 impede a célula de se dividir e diz-lhe para morrer.

Quando o gene TP53 sofre uma mutação, as células com ADN danificado começam a crescer e a dividir-se de forma desordenada. As mutações no gene TP53 são comuns e ocorrem em mais de 50% de todos os cancros **[18].**

11.2.2.2 História familiar, história pessoal e herança genética

O risco de desenvolver cancro da mama também aumenta com a história familiar. Por exemplo, o risco de desenvolver cancro da mama é maior se a sua mãe ou uma das suas mães tiver tido cancro da mama. Este risco aumenta ainda mais se o cancro tiver surgido antes dos 50 anos e se mais do que uma delas tiver sido afetada. O risco pode ser menor se tiver apenas familiares mais afastados. No entanto, a história familiar do lado do pai deve ser considerada tão importante como a história do lado da mãe **(Figura 8) [19].**

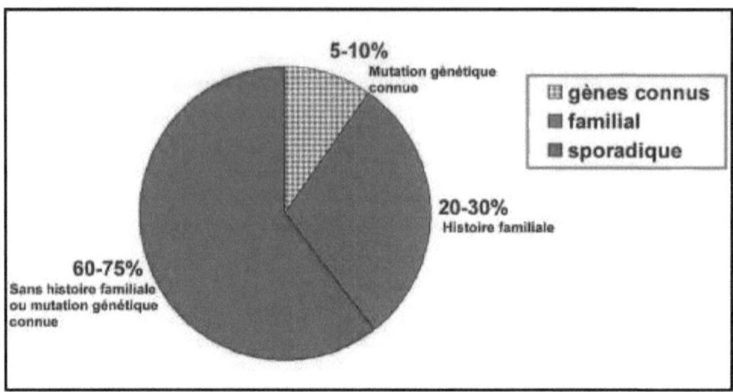

Figura 8: História familiar de cancro da mama (%) 2020 [19].

11.2.2.3 Lesão pré-cancerosa

A maioria dos carcinomas invasivos desenvolve-se a partir de lesões pré-neoplásicas definidas, como a hiperplasia atípica e o carcinoma in situ.

11.2.3 Factores higiénicos e dietéticos

11.2.3.1 Álcoois

De acordo com a Organização Mundial de Saúde (OMS), uma simples redução do consumo de álcool pode diminuir consideravelmente o risco de cancro. O cancro da mama é o tipo de cancro mais frequentemente diagnosticado todos os dias, sendo detectado em 1.579 mulheres. O consumo de álcool é um dos principais factores de risco modificáveis da doença. É responsável por 7 em cada 100 novos casos de cancro da mama. Durante o "outubro rosa", mês de sensibilização para o cancro da mama, a OMS incentiva todos a compreenderem que o risco de cancro da mama pode ser grandemente reduzido simplesmente reduzindo o consumo de álcool, que é responsável por quase 40 000 novos casos de cancro da mama em 2020 **[20]**.

11.2.3.2 Aumento de peso, obesidade

O cancro da mama na Argélia Ocidental afecta mulheres relativamente jovens, 34% das quais têm menos de 40 anos, sendo 41,11% pré-obesas, contra 39,65% dentro dos limites normais e 16,62% com um IMC superior a 30 (obesas) **(Barouagui S et *al.* , 2013).**

A obesidade está associada a um perfil hormonal suspeito de favorecer o desenvolvimento do cancro da mama. A obesidade aumenta em cerca de 50% o risco de cancro da mama nas mulheres pós-menopáusicas, provavelmente devido ao aumento das concentrações séricas de restradiol livre **(Key TJ et *al.*, 2001).**

11.2.3.3 Fumar

Fumar aumenta o risco de vários cancros, entre os quais o cancro da mama: numerosos estudos confirmaram a relação entre o tabagismo e o cancro da mama, um fator de risco importante que, segundo as estimativas, aumenta em 10-40% as probabilidades de desenvolver um tumor maligno da mama. Estes dados foram confirmados por cerca de 150 estudos epidemiológicos realizados pela IARC (Agência Internacional de Investigação do Cancro) desde 2009, tendo sido referido que as fumadoras têm uma menopausa precoce e uma concentração urinária reduzida de restrogénios. O cigarro é o pior inimigo da mulher

O tabaco afecta o sistema hormonal da mulher. Devido à sua ação anti-restrogénica, leva a um início mais precoce da menopausa. Em média, as fumadoras atingem a menopausa 2 anos mais cedo do que as não fumadoras.

Deixar de fumar evita o agravamento dos sintomas (afrontamentos, problemas de memória, etc.) **[21]**.

11.2.4 Factores ambientais

11.2.4.1 Radiação ionizante

O efeito das radiações ionizantes, nas mulheres expostas antes dos 40 anos, está associado a um aumento de três vezes do risco de cancro da mama, para uma exposição avaliada em IGy. A longo prazo, devido às alterações sofridas a nível celular, a exposição do tecido mamário às radiações ionizantes pode levar ao aparecimento de cancros secundários nos indivíduos irradiados **[22]**.

11.2.4.2 Exposição a determinados produtos químicos

Os 17 compostos químicos implicados incluem :

Aminas aromáticas (AA): Encontradas em certos produtos farmacêuticos, plásticos, borracha, colas, resinas e corantes de tintas. **Benzeno**: Encontrado em fumos de combustíveis, perfumes, pesticidas, solventes, agentes desengordurantes e aditivos alimentares.

Butadieno: utilizado no fabrico de nylon, vernizes, tintas e borracha sintética.

Acrilamida: Nos alimentos, a acrilamida é frequentemente o resultado de uma cozedura excessiva, com um dourado intenso dos alimentos **[23]**.

11.2.4.3 Campos electromagnéticos

Existem muitas fontes de exposição a ondas electromagnéticas, desde o ambiente imediato (rádio, telemóveis), à indústria (equipamento de soldadura, fornos, telecomunicações, radar) ou à medicina (imagiologia por ressonância magnética **(Figura 9)** **[24]**.

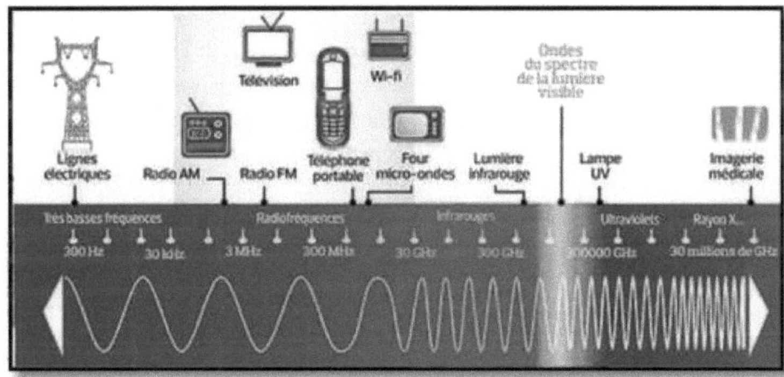

Figura 9: Ondas electromagnéticas [24]

Os efeitos biológicos dos campos electromagnéticos (CEM) vão desde a estimulação dos tecidos excitáveis (sistema nervoso e músculos) a frequências mais baixas até ao aquecimento dos tecidos a frequências mais elevadas. Exemplo: os campos electromagnéticos de frequência extremamente baixa (EBF-CEM) podem estar associados a um risco acrescido de cancro da mama, em especial nas mulheres na pré-menopausa **[25]**.

11.2.5 Factores hormonais

11.2.5.1 Factores hormonais exógenos

> **Terapia hormonal de substituição (THS) na menopausa**

A terapia de substituição hormonal (TRH) está reservada às mulheres com menopausa precoce e o seu efeito varia consoante a composição dos produtos. O risco relativo é duas vezes superior nas mulheres que utilizam uma combinação de rastroprogestagénios, enquanto que é apenas 30% superior nas mulheres que recebem apenas tratamento com rastrogénios. Pensa-se que a terapia de substituição hormonal (TRH) tem um efeito na densificação da mama, o que aumenta o risco de cancro da mama **(Azam S et *al.* , 2018).**

> **Contraceptivos orais**

São constituídos por substâncias sintéticas com efeitos semelhantes aos das hormonas produzidas pelo corpo da mulher para preparar a gravidez: os rastrogénios e a progesterona. O risco de cancro da mama diminui assim que o consumo é interrompido, de modo que, 10 anos após a interrupção da utilização, não se verifica um aumento significativo do risco. A utilização destes medicamentos numa fase tardia da vida reprodutiva conduz a um aumento relativo do risco de cancro da mama, numa altura em que o risco natural se torna apreciável. Assim, quanto mais tarde forem utilizados os contraceptivos orais, maior será o número de casos de cancro da mama; a utilização recente de uma pílula rastroprogestogénica no ano anterior foi associada a um aumento de 50% do risco de cancro da mama em comparação com as mulheres que nunca tomaram a pílula ou com as antigas utilizadoras **[26].**

11.2.5.2 Factores hormonais endógenos

> **Idade precoce da primeira menstruação**

A idade média da menarca é de 12 anos. Esta é a idade em que, em média, uma jovem menstrua pela primeira vez, o que aumenta o risco de cancro da mama.

Este risco é aumentado pela exposição precoce e prolongada à impregnação hormonal durante o período ativo dos ovários. Esta exposição é considerável quando os ciclos menstruais são regulares. Esta hipótese é coerente com os níveis elevados de restrogénios após a menstruação observados nas mulheres que menstruaram cedo **(Key TJ et *al.*, 2001).**

> **Menopausa tardia**

A menopausa tardia é sobretudo genética: se a mãe ou a avó tiveram uma menopausa tardia, é possível que a filha também a tenha. As causas genéticas não são sistemáticas. As mulheres que têm a sua menopausa depois dos 50 anos têm um risco acrescido de cancro da mama, em comparação com as mulheres cuja menstruação pára mais cedo. O risco de cancro da mama aumenta cerca de 3% por cada ano adicional após a idade presumida da menopausa, o que se designa por exposição prolongada **[27].**

11.2.6 Factores de prognóstico

11.2.6.1 Idade

A idade é um fator de prognóstico tanto para a recorrência local como para a doença metastática. As mulheres jovens com menos de 35 anos têm um risco quatro vezes maior de recidiva local do que as mulheres com mais de 55 anos para os cancros da mama tratados de forma conservadora.

11.2.6.2 Estadio e grau do tumor

O estadiamento descreve ou classifica um cancro de acordo com a quantidade de cancro presente no corpo e a sua localização no momento do diagnóstico inicial. Isto é frequentemente designado por extensão do cancro. A informação revelada pelos exames é utilizada para determinar o tamanho do tumor, a parte da mama afetada pelo cancro e se o cancro se espalhou do seu local de origem. O sistema de estadiamento mais comummente utilizado para o cancro da mama é a classificação TNM, que tem 5 estádios: estádio 0 seguido dos estádios 1 a 4. Para os estádios 1 a 4, são frequentemente utilizados os números romanos

I, II, III e IV. Em geral, quanto mais elevado for o número, maior é a extensão do cancro. Existem vários grupos de gânglios linfáticos à volta de cada mama. O estádio depende frequentemente dos gânglios linfáticos para os quais o cancro se espalhou **(Figura 10) [28]**.

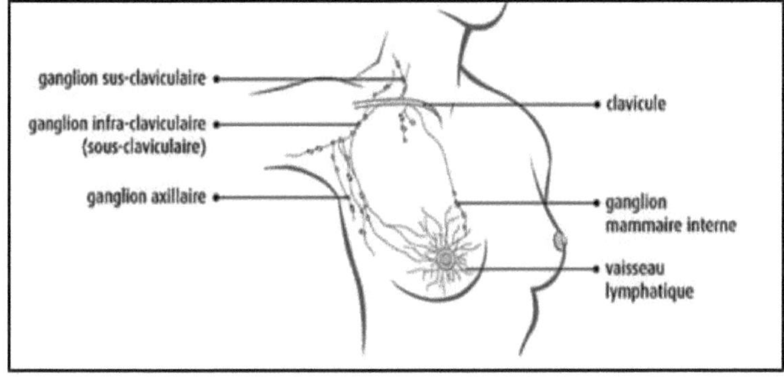

Figura 10: gânglios linfáticos da mama [28].

11.2.6.3 Estado dos receptores hormonais e estado do HER2

> Estado dos receptores hormonais

Os receptores hormonais são principalmente de 2 tipos: receptores de estrogénio e receptores de progesterona, que actuam como porta de entrada para as hormonas entrarem na célula para crescerem e se dividirem. O estado dos receptores hormonais é analisado quando o cancro da mama é diagnosticado ou quando o cancro da mama reaparece após o tratamento (recorrência) **[29]**.

Os tumores da mama com receptores hormonais positivos têm normalmente um bom prognóstico. São frequentemente menos agressivos, de menor grau e menos susceptíveis de se disseminarem do que os tumores com receptores hormonais negativos, respondendo geralmente bem à terapêutica hormonal **(Figura 11) [30]**.

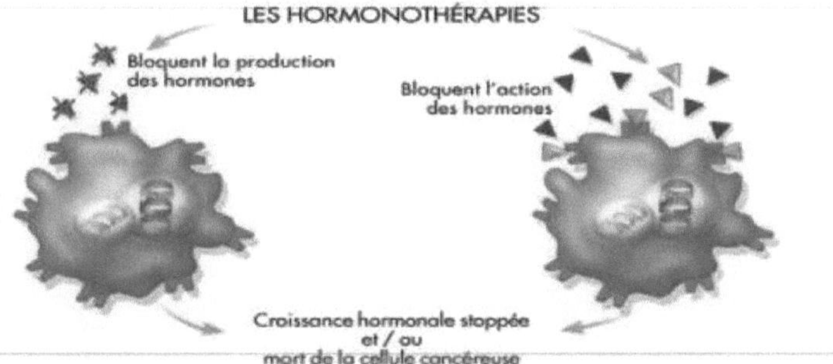

Figura 11: Efeito da terapia hormonal nos receptores hormonais [30].

Em geral, os cancros com receptores hormonais, ou os chamados cancros hormonodependentes, têm um melhor resultado e a quimioterapia pode ser utilizada em combinação com uma terapia hormonal específica para o cancro da mama.

Testes como o Oncotype DX foram desenvolvidos para avaliar o prognóstico da doença e podem quantificar o benefício da quimioterapia em doentes com cancro da mama em fase inicial, HER2-negativo e HR-positivo **[31]**.

> **Estatuto HER2**

Cerca de 15% dos cancros da mama têm uma quantidade aumentada do gene HER2. Esta amplificação do gene é analisada nas células cancerígenas. Os cancros em que o gene HER2 está sobre-expresso tendem a comportar-se de forma mais agressiva. No entanto, a utilização de um anticorpo dirigido contra o HER2 (trastuzumab) melhorou consideravelmente a sobrevivência das mulheres com este tipo de cancro. Desde então, foram desenvolvidos outros medicamentos semelhantes **[31].**

CAPÍTULO III

CLASSIFICAÇÃO DOS DIFERENTES TIPOS DE CANCRO DA MAMA

III.1 Classificação clínica TNM

[e]Uma classificação conhecida como puramente "anatómica", tal como a praticamos atualmente, com o estádio de prognóstico "anatómico", que é uma nova classificação de prognóstico mais combinada, que combina com as caraterísticas biológicas do tumor TNM, tais como o grau histológico, o estado dos receptores hormonais HER2 e as assinaturas moleculares de prognóstico e também os estádios clínicos (AJCC, 8.ª edição, 2017 **(Anexo III)**.

III.2 Classificação por grau histopronóstico

Pontuação de Scarff, Bloom e Richardson (SBR) modificada por Elston-Ellis (grau de Nottingham).

O método de classificação SBR consiste na avaliação de 3 parâmetros morfológicos: grau de diferenciação (formação de túbulos: cavidades glandulares), pleomorfismo nuclear, índice mitótico **(Quadro II), (Boughera N, 2012).**

Tabela II: Grau de SBR modificado por Elston Ellis (Boughera N, 2012).

	Pontuação 1	**Pontuação 2**	**Pontuação 3**
Tubulo- Glandular	>75 %	(10 -75 %)	<10%
Pleomorfismo nuclear	Núcleos pequenos e uniformes com contornos regulares	Núcleos maiores do que o normal. Nucléolos claramente visíveis.	Pleomorfismo acentuado (núcleos vesiculares, nucléolos proeminentes)
Índice mitótico	<10 mitoses	10-22	+ mais de 22 mitoses

> **Total de 3 a 5:** grau I com um prognóstico favorável

> **Total de 6 a 7:** grau II com prognóstico intermédio

> **Total de 8 a 9:** grau III com prognóstico desfavorável.

Atualmente, recomenda-se que a avaliação do grau não se limite aos carcinomas ductais invasivos, mas que seja realizada para todos os subtipos histológicos, por duas razões principais: Por vezes, é difícil determinar o tipo de tumor Pode haver variações morfológicas significativas em determinados subtipos histológicos **(Boughera N, 2012).**

III .3 Classificação histológica

Podem ser encontrados vários tipos de cancro na mama e, na maioria das vezes, estas células anormais estão localizadas num ducto galactóforo. O cancro ductal pode ser in situ ou infiltrativo, sendo designado por carcinoma intracanal ou in situ quando o tumor permanece confinado no interior do ducto. O cancro pode também estender-se para além da parede de um ducto e infiltrar-se no tecido mamário a partir desse ducto, no caso do carcinoma ductal infiltrante **[31]**.

III.1.1.1 Carcinomas não invasivos (in situ)

III.1.1.1 .1 Carcinoma ductal in situ (DCIS)

São definidos como uma proliferação de células epiteliais citologicamente malignas confinadas ao interior da árvore galactófora sem invasão da membrana basal ou do tecido conjuntivo. A classificação do carcinoma in situ recomendada pelo Grupo Europeu de Patologistas deriva da classificação de Holland e baseia-se no grau nuclear.

> **CEC nuclear de baixo grau**

Células monomórficas com núcleos arredondados, tamanho pequeno, poucas mitoses. A necrose é rara, com proliferação intracanal de pequenas cavidades glandulares redondas.

> **CCIS nuclear de alto grau**

Células pleomórficas, irregularmente distribuídas, de tamanho variável com atipia significativa. O tipo de arquitetura é variável, frequentemente centrado por comedões necróticos.

> **Grau intermédio CCIS**

Os CCIS não se enquadram numa das 2 categorias anteriores **(Boughera N, 2012).**

III.1.1.2 .2 Carcinoma lobular in situ (LCIS)

Trata-se de um carcinoma dos ductos intra-lobulares, que se encontram distendidos e preenchidos por uma proliferação de células frouxamente unidas, sem invasão do tecido conjuntivo vizinho (saco esférico). As células são geralmente regulares e de tamanho pequeno a moderado, com citoplasma pouco corado e um núcleo redondo com pouca ou nenhuma mitose.

É necessário um diagnóstico diferencial com hiperplasia lobular atípica e este diagnóstico é efectuado com : [carcinoma ductal in situ (núcleos hipercromáticos irregulares, mitoses, calcificações e necrose)/extensão lobular de um carcinoma invasivo/hiperplasia lobular atípica]**[32].**

III.1.2.2 Carcinomas invasivos

III.1.2.1 .1 Carcinoma ductal infiltrante não específico

Tumores que não apresentam caraterísticas morfológicas suficientes para serem classificados noutra categoria.

Estes tumores representam um grupo heterogéneo com uma morfologia muito variável, dependendo das caraterísticas citológicas e arquitectónicas e da quantidade e/ou tipo de estroma. O tumor é nodular, firme e difícil de palpar, com estrias amareladas.

Prognóstico: Tem uma taxa de sobrevivência de 10 anos de 35-50%. O prognóstico é largamente influenciado pelo grau histológico, tamanho do tumor, envolvimento dos gânglios linfáticos e êmbolos vasculares **(Figura 12) [33].**

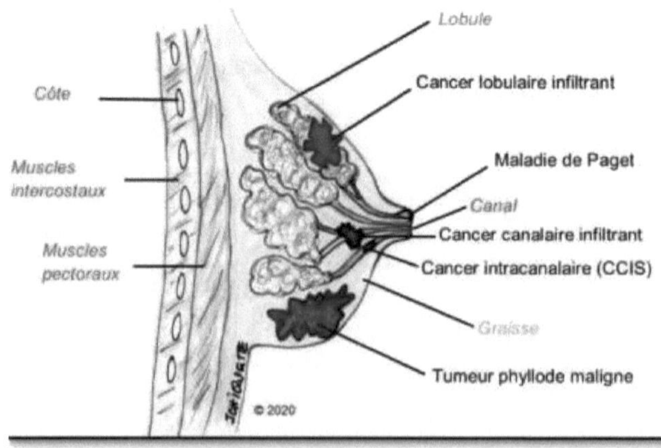

Figura 12: Diferentes tipos de cancro invasivo [33].

III.1.2.2 .2 Carcinoma lobular invasivo (CIL) (5-15%)

Tumor mal definido com contornos irregulares que se origina nos lóbulos da mama, atravessa esses lóbulos e invade o tecido mamário vizinho. Pode também espalhar-se (metastizar) para os gânglios linfáticos e outras partes do corpo Variações arquitectónicas: tipo sólido ou maciço, pseudo-linfomatoso, alveolar, aspeto tubulo-lobular. Variações celulares: pleomórficas, células em anel de gatinho **[34].**

III.1.3.3 Doença de Paget do mamilo

A doença de Paget da mama é um tipo raro de cancro da mama. Aparece como uma erupção cutânea ou outras alterações na pele do mamilo, normalmente numa mama. É mais comum em mulheres com idade superior a 50 anos **[35].**

IV I.4 Classificação molecular do cancro da mama

IV.1.1 .1Bases da classificação molecular

Em geral, os cancros da mama são classificados em seis subtipos intrínsecos diferentes, incluindo luminal A, luminal B, HER2-enriquecido, normal-like basal-like e claudin-low, com base na presença ou ausência dos três marcadores primários (RO, RP e HER2), marcador basal (CK5/6, EGFR) **(Pinder SE et *al.* , 2004).**

Distinguem-se os tumores que expressam o recetor de estrogénio (ER+) e os que não o expressam (ER-). O grupo ER+, que é o mais comum, caracteriza-se por um espetro de lesões essencialmente centrado na proliferação celular. O grupo ER-, com um pior prognóstico, inclui os tumores HER2+ e os chamados tumores HER2- "triplo-negativos". Dada esta multiplicidade de perfis com diferentes prognósticos, a necessidade de utilizar tratamentos direcionados tornou-se uma prioridade **[36].**

Foi neste contexto que surgiu a ideia de classificar os cancros da mama de acordo com as suas alterações moleculares e que nasceram as "assinaturas moleculares", uma ferramenta de prognóstico e talvez um preditor de resposta ao tratamento. **(Franchet C et *al.* , 2015).**

O termo luminal refere-se ao nome dado a um dos dois tipos de células do tecido mamário normal. Estes tumores são chamados de luminal porque os seus genes codificam as proteínas das células epiteliais do lúmen dos ductos de leite ou lóbulos da mama **(Figura 13) [36].**

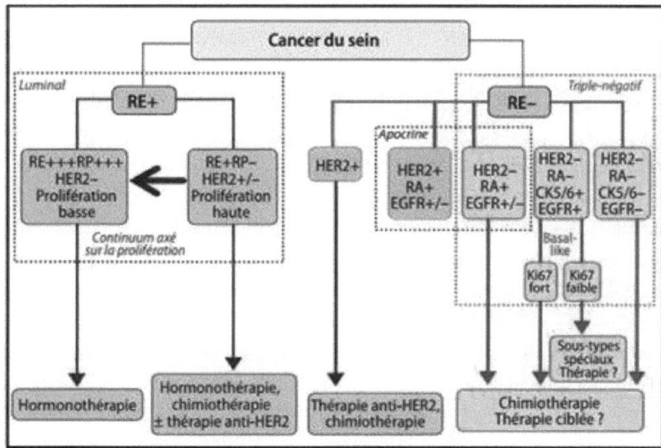

Figura 13: Classificação dos cancros da mama e algoritmo de decisão de tratamento [36].

O perfil proteico destes tumores é caracterizado por : Expressão de citoqueratinas CK8+, CK18+ e CK19+ Formas histológicas específicas: lobular, mucinoso, carcinoma ductal infiltrante graus I e II. Um nível de expressão do marcador KI67 para diferenciar os subtipos A e B. O índice de proliferação Ki-67 A proteína Ki-67 está associada à proliferação celular, em que o aumento da expressão de Ki-67 leva a uma maior taxa de divisão celular. A Figura 1 indica a classificação dos tipos de cancro da mama de acordo com as diferenças no perfil imuno-histoquímico **[36].**

IV.1.2 .2 Caracterização dos cancros da mama por imunohistoquímica

IV.1.2.1 .1 Receptores hormonais

São proteínas localizadas na superfície da célula cancerígena. Detectam os restrogénios ou a progesterona que passam pela corrente sanguínea e captam-nos. A ligação entre as hormonas e os seus receptores nas células desencadeia a estimulação do crescimento destas células cancerosas. Atualmente, os receptores de estrogénios e de progesterona são mais frequentemente detectados por técnicas imunohistoquímicas em secções histológicas fixas de tumores e, mais raramente, por métodos bioquímicos em fragmentos de tumores congelados (a determinação por radioligante ou em amostras frescas não foi efectuada **[37].**

A fiabilidade da técnica imunohistoquímica depende de uma técnica rigorosa e do respeito de certas regras. A taxa de concordância entre o estado dos receptores hormonais por imunohistoquímica e bioquímica foi de 86,6% para os receptores de restrogénio (RR) e de 76,8% para os receptores de progesterona (PR). Foram observadas discrepâncias importantes em 6,3% dos casos para os receptores de restrogénio (OR) e 15,5% dos casos para os receptores de progesterona (PR) **[37].**

IV.1.2.2 .2 Receptores de membrana HER2

A HER2 é uma proteína naturalmente presente no organismo. Trata-se de um recetor transmembranar envolvido na regulação da proliferação celular. Quando uma célula se torna cancerosa, o número de receptores HER2 presentes na sua superfície pode aumentar de forma anormal **[37].**

Existem duas técnicas para testar o estado do HER2: a mais comum é a IHC (Imunohistoquímica), que é sempre efectuada em primeiro lugar.

O resultado é expresso numa escala de 0 a 3+: se for IHC 0 ou 1+, o teste é negativo e não há sobreexpressão de HER2; se for IHC 3+, o resultado é positivo e há sobreexpressão de HER2. Se o resultado for 3+, o teste é positivo e há sobreexpressão de HER2; se o resultado for IHC 2+, é incerto. A técnica de Hibridação In Situ (HIS) é então utilizada para confirmar ou excluir a sobreexpressão de HER2. O resultado é negativo (HIS-) ou positivo (HIS+**) [38].**

IV.1.2.3 .3 Biomarcadores nucleares Ki67

A deteção imuno-histoquímica do antigénio Ki67 tem sido utilizada há muitos anos para avaliar a proliferação celular em cancros, mas este biomarcador ainda não é recomendado para utilização de rotina na gestão dos cancros da mama. A expressão do Ki67 é classicamente detectada por imunohistoquímica (IHC) para avaliar a proliferação celular nos tecidos e é comunicada sob a forma de um índice Ki67, que representa a percentagem de células marcadas na população estudada (nos cancros, esta é a percentagem de células tumorais marcadas) **(Lacroixi e Penault , 2017).** O índice Ki67 não está perfeitamente correlacionado com o da histona H3 fosforilada (PhH3) ou com o índice mitótico ($r = 0,79$ e $r = 0,83$, respetivamente), o que indica que o PhH3 e o Ki67 fornecem informações biológicas distintas e devem, por conseguinte, ser analisados separadamente **(Lee LH et *al.* , 2014).**

A PhH3 é uma proteína histona nuclear envolvida na condensação dos cromossomas e na progressão do ciclo celular durante a mitose e a meiose, sendo um potencial marcador da atividade mitótica, enquanto o Ki67 deve ser considerado um marcador da atividade proliferativa **[39]**.

V II.5 Diferentes tipos moleculares de cancro da mama

V.1.1 .1 Subtipo Luminal A

Caracteriza-se por uma elevada expressão dos receptores hormonais de estrogénio (RO+++) e/ou progesterona (PR+), pela ausência de sobreexpressão do gene HER2, por um baixo nível de mutações do p53 e por uma baixa proliferação. Os tumores são frequentemente de baixo grau histológico **[40]**.

V.1.2 .2 Subtipo Luminal B

Tem as mesmas caraterísticas no que diz respeito aos receptores hormonais (RO+ e/ou RP+), mas é mais frequente a sobreexpressão do gene HER2+. Os tumores são geralmente de alto grau histológico **[40]**.

V.1.3 .3 Subtipo HER2 (não luminal)

Quando as células cancerosas produzem demasiadas cópias (sobreexpressão) do gene HER2. O cancro da mama HER2-positivo é mais agressivo e tem maior probabilidade de se espalhar do que o cancro da mama HER2-negativo. Também tem maior probabilidade de recorrência após o tratamento. Cancro HER2+: estas células cancerosas têm o recetor HER2 na sua superfície. Quando ativado, este recetor faz com que as células proliferem significativamente **[40]**.

V.1.4 .4 Subtipo triplo-negativo

Quando não se encontra nenhum recetor de estrogénio, nenhum recetor de progesterona e nenhum vestígio de HER2 num cancro, este é designado por cancro triplo-negativo.

CAPÍTULO IV

CANCRO DA MAMA TRIPLO-NEGATIVO

VI .1 Definição

O cancro da mama triplo-negativo é conhecido como um tipo heterogéneo de cancro que está classificado em seis subtipos. Os subtipos são: imunomodulador (IM), recetor luminal de androgénio (LAR), basal-like 1 (BL-1), basal-like 2 (BL-2), mesenquimal (M) e mesenquimal stem-like (MSL). O seu principal fator de risco é uma mutação nos genes BRCA1 e BRCA2. Estas mutações encontram-se em cerca de 30% dos casos. Como fator positivo, esta componente genética abre caminho a novas abordagens terapêuticas, como os fármacos inibidores da PARP **[41]**.

VII2 Epidemiologia do cancro da mama triplo-negativo

I.5.2.1 Epidemiologia do cancro da mama triplo-negativo em mulheres jovens na Argélia Ocidental

De acordo com vários estudos, a incidência do cancro da mama triplo-negativo varia entre 12 e 20% de todos os cancros da mama. No nosso país, **(Cherbal F et *al.*, 2015)** apresentou um primeiro estudo original sobre a epidemiologia do cancro da mama triplo-negativo em pacientes argelinas. O estudo foi realizado em 3.403 pacientes com cancro da mama e identificou 737 casos de cancro da mama triplo-negativo; a proporção de cancro da mama triplo-negativo foi assim estimada em 21,65%, afectando mais mulheres jovens com uma idade média de diagnóstico de 46 anos **(Cherbal F et *al.*, 2015).**

I.5.1 Principais caraterísticas do cancro da mama triplo-negativo

O cancro da mama triplo-negativo representa um grupo de tumores muito agressivo, e esta agressividade deve-se, sem dúvida, às caraterísticas muito específicas deste subtipo molecular **(Anexo IV) [42]**.

Uma das explicações para o mau prognóstico dos cancros da mama triplo-negativos reside, sem dúvida, no seu perfil evolutivo particular, com uma elevada taxa de proliferação, um elevado grau nuclear, uma maior suscetibilidade a metástases e a baixa ou elevada expressão de determinadas moléculas **(Reis F et *al.* , 2008)**.

I.5.2 Classificação específica do cancro da mama triplo-negativo

A primeira é a técnica de microarranjos de ADN específicos, desenvolvida por Parker em 2009, denominada PAM50, para analisar o perfil de expressão genética dos tumores de cancro da mama.

O PAM50 (Prediction Algorithm of Microarray 50) analisa o perfil de expressão de uma série de 50 genes em tumores de cancro da mama utilizando a técnica de microarray combinada com RT-qPCR.

A análise de clusters permitiu a este interessante estudo identificar 6 subtipos transcriptómicos, com diferentes perfis genéticos, biologia e sensibilidade aos tratamentos **(Prat et *al.* , 2010)**:

1.5.4.1 Subtipo 1 do tipo basal (BL-1)

Representando 10% dos cancros da mama triplo-negativos, caracteriza-se pela expressão de genes do ciclo celular e de resposta a danos no ADN.

1.5.4.2 Subtipo 2 do tipo basal (BL-2)

Representa 20% dos cancros da mama triplo-negativos e partilha com o basal like 1 (BL1) parte dos genes do ciclo celular, contém também genes da via de sinalização da família dos receptores de factores de crescimento, bem como a expressão de marcadores mioepiteliais.

1.5.4.3 Subtipo Imunomoduladores (IM)

Representa 20% dos cancros da mama triplo-negativos e expressa genes envolvidos na sinalização imunitária **[42]**.

1.5.4.4 Subtipo de tipo mesenquimal (ML)

Representa 20% dos cancros da mama triplo-negativos e é enriquecido em genes que regulam a motilidade celular, a invasão e a diferenciação mesenquimal **[43]**.

1.5.4.5 Subtipo de células estaminais mesenquimais (MSL)

Representando 10% dos cancros da mama triplo-negativos, é enriquecido em genes que regulam a transformação epitelial-mesenquimal, as vias das células estaminais cancerígenas e a angiogénese **[43]**.

I.5.3 Cancro da mama triplo-negativo e genes de predisposição para o cancro da mama BRCA

1.5.5.1 Gene e proteína BRCA1

O gene BRCA1 está localizado na região q21 entre os marcadores D17s1321 e D17s1325 no cromossoma 17. É um gene muito grande que cobre 80 kb de ADN genómico. A sua sequência codificadora compreende 5589 pares de bases e é constituída por 24 exões, incluindo dois exões não codificantes, os exões 1 e 4 **(Figura 14) [44]**.

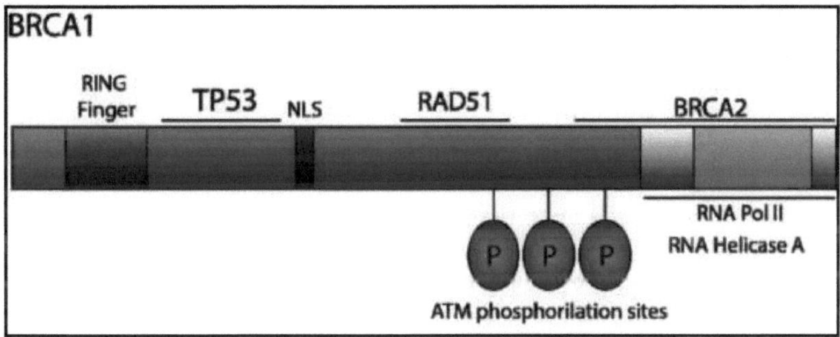

Figura 14: Estrutura do gene BRCA1 [44].

A transcrição do gene BRCA1 leva à síntese de um mRNA ubíquo de 7,8 kb. O transcrito mais comum de BRCA1 codifica uma proteína nuclear complexa de 1863 aminoácidos e 220 kDa de peso molecular, cujo nível depende do ciclo celular. Possui numerosos domínios funcionais que interagem com mais de 20 proteínas e têm diferentes funções **(Figura 15) [44]**.

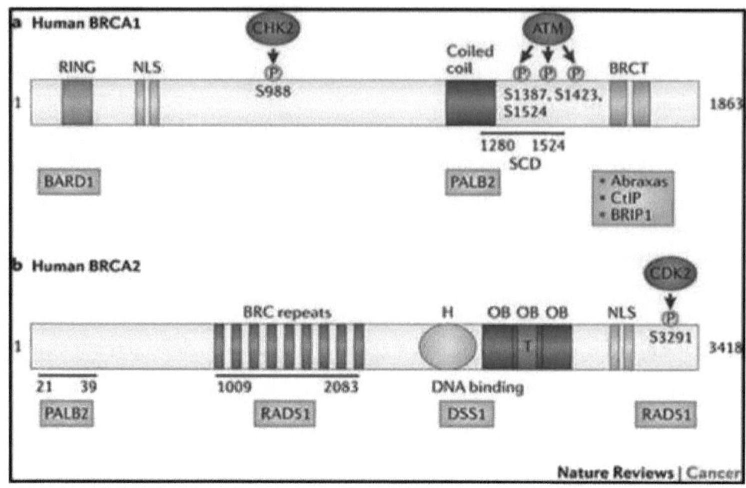

Figura 15: Domínios funcionais das proteínas BRCA1 e BRCA2 [44].

> **Dois domínios BRCT (BRCA1 Carboxyl-Terminus)**

Na sua parte carboxi-terminal, que é um tandem de dois motivos homólogos compreendendo 110 aminoácidos. Estes domínios são comuns a várias proteínas envolvidas na reparação do ADN **(Boulton SJ , 2006).**

> **Um domínio RING FINGER**

Localizado N-terminalmente, é um domínio catalítico envolvido na ubiquitinação e na interação proteína-proteína e proteína-DNA. Permitindo interações com outras proteínas, incluindo BARD1.on tem um domínio de zinco, foi identificado como uma sequência de exportação nuclear (NES), necessária para a exportação da proteína para o citoplasma, que se opõe aos dois sinais de localização nuclear (NLS: Nuclear Localization Signal) presentes na parte 5' do exão 11, essenciais para a localização nuclear da proteína BRCA1 **(Chen CF et *al.* , 1996).**

1.5.5.2 Gene BRCA 2 e proteína BRCA 2

Após a clonagem do gene BRCA1, o segundo gene de suscetibilidade ao cancro da mama, denominado BRCA2, foi muito rapidamente localizado no braço longo do cromossoma 13, sendo depois identificado por clonagem posicional da região cromossómica 13q12-q13 entre os marcadores D13S289 e D13S267 **(Wooster R et *al.*, 1994).**

O BRCA2 é um gene de grandes dimensões, distribuído por 84 kb de ADN genómico, com um comprimento de 10.257 pb. É constituído por 27 exões (o exão 1 não é codificante), a maioria dos quais são pequenos, exceto dois grandes exões centrais (exão 10: 1116 pb e exão 11: 4932 pb), que representam 59% da parte codificante e 48% apenas para o exão 11. Os intrões representam 86% da sequência genómica **(Figura 16) [44].**

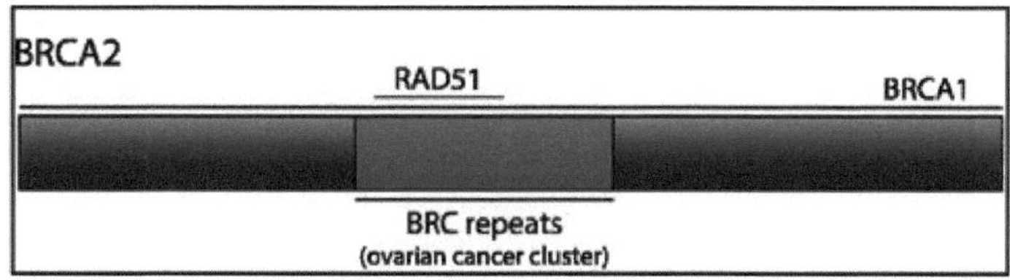

Repetições BRC (grupo de cancro do ovário)

Figura 16: Estrutura do gene BRCA2 [44].

Os 26 exões do gene BRCA2 são transcritos num ARN mensageiro de quase 11 386 pb (este é o transcrito mais frequente), traduzido num dos maiores polipéptidos do proteoma humano, constituído por 3 418 aminoácidos (380 kDa). Foram identificados vários domínios funcionais na proteína BRCA2 **(Figura 15)[44] :**

> **Domínio de repetição BRCs**

Repetido oito vezes ao longo de 1000 aminoácidos no exão 11, cada domínio BRC é composto por cerca de 70 aminoácidos e é conservado em várias espécies de mamíferos, o que sugere uma função primordial **[45].**

> **Área C- terminal**

Para além dos domínios BRC, existe um segundo local de ligação da proteína RAD51 no terminal C (este local contém a Serina3291 que, em função do seu estado de fosforilação pela Cdk (quinase dependente do ciclo), modula a ligação da RAD51 **(Esashi F et *al.* , 2005).**

> **Domínio de ligação ao ADN**

Contém 5 domínios distintos na parte carboxi-terminal. O primeiro domínio é um domínio helicoidal que se liga ao polipeptídeo DSS1.

> **Terminal do domínio N**

Pensa-se que a sequência peptídica conservada codificada pelo terceiro exão de BRCA2, que interage com a proteína PALB2, tem a capacidade de ativar a transcrição **(Esashi F et *al.* , 2005).**

1.5.5.3Papel funcional das duas proteínas BRCA1 e BRCA 2

> **Deteção, sinalização e reparação de danos no ADN**

A recombinação homóloga (HR) é considerada a via mais fiável, pelo que entra em ação nas fases S e G2 do ciclo celular. O BRCA1 funciona principalmente como mediador entre as proteínas de deteção de quebras e as proteínas de reparação. Além disso, alguns estudos sugerem que BRCA1 está também envolvido na reparação por junção de extremidades não homólogas (NHEJ). BRCA2, por seu lado, está apenas envolvido na via de reparação HR, através da interação e regulação da recombinase RAD51, assegurando assim a sua localização e função nos locais de danos no ADN **(Henderson ,2012).**

> **Regulação da transcrição**

BRCA1 participa na maquinaria básica de transcrição, interagindo com o complexo RNA polimerase II através da RNA helicase A. **Vários factores de transcrição (co-repressores e coactivadores) interagem com BRCA1, incluindo p53, ESR1 e CtIP.** Vários factores de transcrição (co-repressores e co-ativadores) interagem com BRCA1, incluindo p53, ESR1 e CtIP. BRCA1 também tem sido associado à repressão da sinalização ER-α, que causa a inibição do crescimento celular induzida por restrogénio **[45].**

1.5.5.4Patologia molecular dos genes BRCA 1 E BRCA 2

A inativação dos genes BRCA1 e BRCA2 é uma fonte de erros genéticos que, quando se acumulam, podem levar à instabilidade genómica. Os indivíduos portadores de mutações patogénicas estão particularmente expostos ao risco de desenvolver cancros da mama e dos ovários. A inativação completa dos genes BRCA1 e BRCA2 por mutações bialélicas em indivíduos resulta frequentemente num fenótipo letal. No entanto, as mutações germinativas em BRCA1 e BRCA2 explicam apenas cerca de 25% dos casos de cancro da mama, sendo o BRCA1 responsável por cerca de 15% dos cancros da mama hereditários e por cerca de 45% dos cancros da mama e dos ovários hereditários **[46].**

1.5.5.5Metástases de cancro da mama triplo-negativo

O cancro começa com o desenvolvimento de células cancerígenas. Estas células multiplicam-se e formam um tumor. Quanto mais as células se multiplicam, maior se torna o tumor. Existe então o risco de as células cancerosas escaparem do tumor e colonizarem os órgãos vizinhos ou outras partes do corpo. Estes cancros "secundários" são designados por metástases **[47].**

Vários estudos demonstraram a natureza muito precoce e agressiva da disseminação metastática do cancro da mama triplo-negativo (TNBC), com uma tendência para metástases viscerais síncronas e um maior risco de recorrência metastática nos primeiros 5 anos **(Liedtke C et *al.*, 2008).**

CAPÍTULO V

ESTRATÉGIAS TERAPÊUTICAS

V .1 Cirurgia

Para os tumores "T1", a cirurgia conservadora (lumpectomia) pode por vezes ser recomendada para os tumores "T2". No caso de tumores multifocais ou multicêntricos de maiores dimensões, deve ser efectuada uma mastectomia. Se a forma ocorrer na presença de uma mutação BRCA1, pode ser proposta uma mastectomia total, eventualmente como profilaxia contralateral. O tratamento adjuvante com radioterapia e quimioterapia será efectuado após a cirurgia. O prognóstico do cancro da mama triplo-negativo é menos favorável do que o das outras formas, com um risco de recorrência invasiva. A maioria destas recorrências ocorre nos três anos seguintes à cirurgia, mas o risco diminui rapidamente a partir daí **[48]**.

V .2 Quimioterapia

A quimioterapia é eficaz para os chamados cancros quimiossensíveis, consistindo geralmente em 4 ciclos de AC (Adriamicina (A)/ciclofosfamida (C)) 60 mg, ou Epirrubicina 90 mg Ciclofosfamida 600 mg (E90C600) de 14 em 14 dias, seguidos de 12 infusões semanais de paclitaxel 80 mg. A quimioterapia pode ser neoadjuvante, adjuvante ou utilizada para tratar estádios avançados da doença **[48]**.

V .3 Quimioterapia citotóxica

A quimioterapia citotóxica é o único tratamento aprovado para o cancro da mama triplo-negativo. Mais de 80% das mulheres com este tipo de cancro da mama são tratadas com quimioterapia, incluindo antraciclinas, que podem causar efeitos secundários cardiotóxicos graves. Até à data, na ausência de terapias com alvos moleculares, a quimioterapia citotóxica continua a ser a pedra angular do tratamento em contextos neoadjuvantes, adjuvantes e metastáticos, e o único tratamento sistémico atualmente validado **(Goldhirsch A et *al.* , 2011)**.

Devido à sua especificidade em causar danos irreversíveis no ADN de cadeia dupla, particularmente no caso de deficiência do gene BRCA, podem subsequentemente promover a apoptose das células tumorais **[49]**.

V .4 Terapia direcionada

As terapias dirigidas estão entre as novas armas que se juntaram ao arsenal terapêutico dedicado à luta contra o cancro da mama, juntamente com a quimioterapia tradicional, a radioterapia, a terapia hormonal e a mastectomia ou lumpectomia **[50]**:

V.4.1 Trastuzumab, Herceptin

Trata-se de um anticorpo monoclonal, um medicamento que tem como alvo a proteína HER2, um fator de crescimento que estimula a proliferação de células cancerígenas.

Estima-se que 12% a 20% dos cancros da mama "sobre-expressam" esta proteína, ou seja, têm um nível elevado da mesma. Ao intercetar a ligação entre a HER2 e as células cancerígenas, o trastuzumab abranda ou pára a divisão celular **(Figura 17) [51]**.

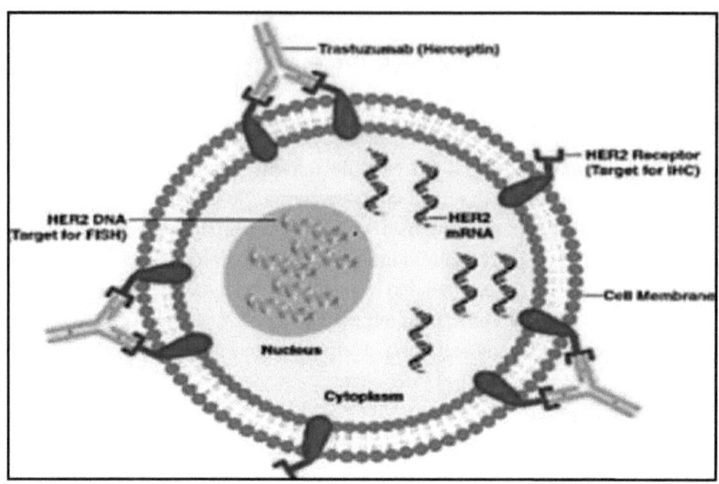

Figura 17: Mecanismo do anticorpo monoclonal Trastuzumab [51].

V.4.2 Bevacizumab, ou Avastin

É outro anticorpo monoclonal e um anti-angiogénico, que tem como alvo a proteína VEGF (Vascular Endothelial Growth Fator). Esta estimula o crescimento dos vasos sanguíneos. Este medicamento impede que as células cancerígenas desenvolvam o fornecimento de sangue de que necessitam para a oxigenação e a ingestão de nutrientes, abrandando assim o crescimento do tumor.

Liga-se ao VEGF, um fator-chave na vasculogénese e angiogénese, inibindo assim a ligação do VEGF aos seus receptores, Flt-1 (VEGFR-1) e KDR (VEGFR-2), na superfície das células endoteliais.

A neutralização da atividade biológica do VEGF provoca a regressão dos vasos tumorais, normaliza os vasos tumorais remanescentes e inibe a formação de novos vasos tumorais, inibindo assim o crescimento do tumor **(Figura 18) [52].**

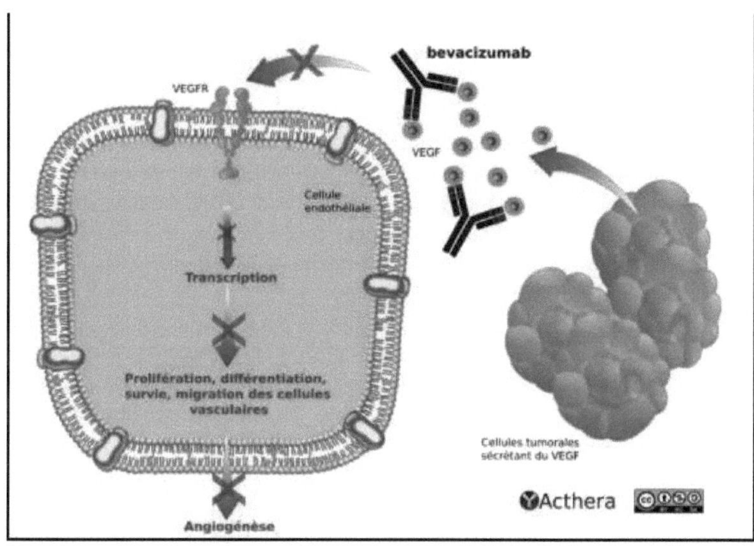

Figura 18: Mecanismo de ação do Bevacizumab [52].

V.4.3 Lapatinib (Tyverb) e everolimus (Afinitor)

São inibidores dos domínios intracelulares das proteínas quinases dos receptores EGFR (ErbB1) e HER2 (ErbB2), com baixa dissociação destes receptores (semi-vida maior ou igual a 300 minutos) proteínas envolvidas no crescimento celular. Estes medicamentos ligam-se às células cancerosas para parar a divisão celular e limitar a sua proliferação **[53]**.

O lapatinib (4-anilino-quinazolina) inibe o crescimento das células tumorais dependentes do recetor ErbB *in vitro* e em várias espécies animais. O efeito inibidor do crescimento do lapatinib foi testado em linhas celulares condicionadas com trastuzumab. *In vitro*, manteve uma atividade significativa em linhas de células tumorais da mama selecionadas para crescimento a longo prazo num meio contendo trastuzumab **(Figura 19) [54].**

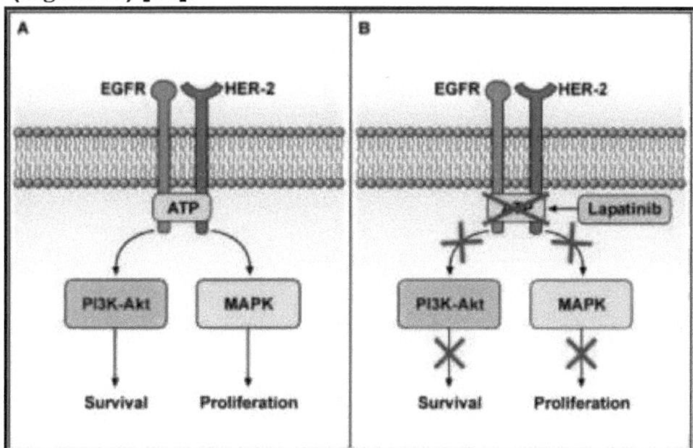

Figura 19 Mecanismos de resistência ao Lapatinib no cancro da mama induzido por HER2 [54].

Os cancros da mama "triplo-negativos" são tratados com quimioterapia, cirurgia, radioterapia e imunoterapia. A doente não recebe tratamento hormonal nem terapia específica anti-HER2. No caso de uma mutação dos genes BRCA1 ou BRCA2, pode ser proposto um tratamento com um inibidor da PARP. As células com uma disfunção da via BRCA-1 seriam também sensíveis aos inibidores de uma enzima, a poli (ADP-ribose) polimerase (PARP). Nestes tumores deficientes em BRCA-1, a reparação das quebras de ADN é impossível se as vias de reparação PARP e HR (recombinação homóloga) forem inibidas. No entanto, a perda da função do BRCA-1 inibe a via HR e as células tumorais sujeitas a inibidores da PARP estão condenadas à apoptose **(Freres P et al. , 2010).**

Os cancros da mama triplo-negativos são assim designados porque as células que os constituem não expressam em excesso nem o recetor de estrogénio, nem o recetor de progesterona, nem o biomarcador HER2. Estas três proteínas são os alvos dos tratamentos anti-tumorais mais eficazes atualmente disponíveis. As terapias dirigidas podem atuar a diferentes níveis da célula:

- Sobre os factores de crescimento (que são mensageiros que desencadeiam a transmissão de informações dentro de uma célula).
- Nos seus receptores (que permitem a transferência de informações no interior da célula).
- Sobre elementos no interior das células **[55].**

CAPÍTULO VI

MATERIAIS E MÉTODOS

Para realizar e aprofundar o nosso estudo, efectuei um estágio prático no laboratório de anatomopatologia do Estabelecimento Hospitalar Universitário de Oran "1 de novembro de 1954" (EHUO) de 29 de janeiro a 02 de março de 2022.

VI.1 População estudada

[er]Este é um estudo retrospetivo e prospetivo dos últimos seis anos, de 2017 a 2022, envolvendo uma amostra de 480 doentes diagnosticados e operados no Etablissement Hôspitalier Universitaire d'Oran (EHUO) "1 Novembre 1954". As amostras foram recrutadas a partir dos blocos tumorais do carcinoma ductal infiltrante (IDC) e do carcinoma lobular infiltrante (ILC). Destas amostras, apenas 59 doentes satisfaziam os critérios do nosso estudo atual. Estas últimas são triplo-negativas, um grupo de tumores caracterizado pela ausência de receptores hormonais (progesterona, restrogénio) e da proteína HER2 na superfície das suas células. Por conseguinte, não são elegíveis para tratamentos que visem os três tipos de marcadores.

As nossas amostras estão subdivididas em três tipos histológicos, tais como :

51 doentes com carcinoma ductal invasivo (IDC), 6 doentes com carcinoma lobular invasivo (ILC) e 2 doentes com ambos os tipos histológicos de carcinoma invasivo (lobular e ductal).

VI.2 Realização do estudo

Para a realização deste trabalho, obtive dados dos registos médicos dos pacientes incluídos por consentimento informado, utilizando um formulário de processamento de dados (questionário médico padronizado) **(Anexo I).** Os parâmetros clinicopatológicos são apresentados no quadro resumo **(Tabela XXXVI) (Anexo VII).**

Os dados utilizados estão incluídos na tabela extraída **(Tabela XXXV) (Anexo VI).** Todos os parâmetros correspondem aos nossos critérios para este estudo.

VI.3 Métodos de trabalho

Os métodos anatomopatológicos baseiam-se no exame macroscópico e microscópico de preparações celulares (citopatologia) ou de preparações de tecidos (histopatologia). A análise das nossas amostras divide-se em três áreas principais:

- Estudo histológico padrão.
- Estudo imunohistoquímico.

VI.3.1 Estudo histológico clássico

A análise histológica das lesões mamárias implica a leitura microscópica do tecido (recolhido pelo cirurgião ou pelo radiologista) por um anatomopatologista especializado na leitura de amostras mamárias. A sua competência é extremamente importante em todas as decisões de tratamento. Quando uma amostra chega ao laboratório, é registada e é-lhe atribuído um número de identificação único, que é transcrito nos blocos e nas lâminas.

VI.3.1.1 Fixação

Após a amostragem e a microscopia, que permite observar o aspeto geral da amostra, esta deve ser fixada para evitar a sua degradação. Fixação das amostras Colocar as amostras num fixador de tecidos o mais rapidamente possível.

Uma fixação tardia ou deficiente reduz a qualidade morfológica das secções histológicas, respeitando a relação entre a quantidade de tecido e o volume de fixador (1:10).

Abrir as peças cirúrgicas para permitir uma penetração adequada dos tecidos (cortar as mamectomias em cadernos, mantendo a pele intacta). Isolar o nódulo tumoral e fixá-lo separadamente, depois isolar o curativo axilar e o mamilo). Os tempos de fixação variam em função do fixador utilizado e do volume da peça a fixar. Os tempos óptimos de fixação variam em função do fixador utilizado; são de 24 horas para as exéreses parciais da mama e de 48 horas para as mastectomias fixadas em formalina tamponada **(Figura 20).**

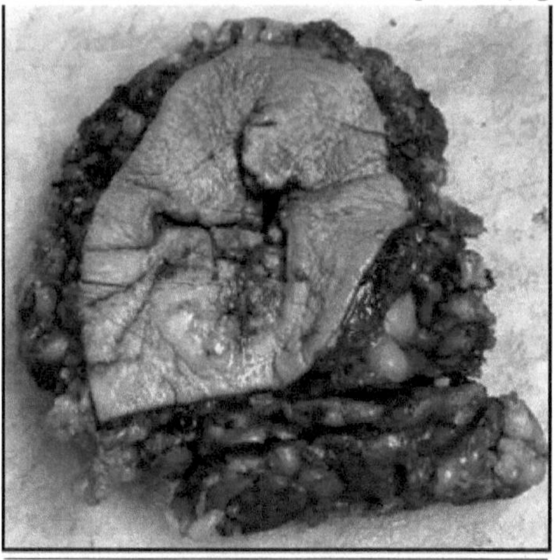

Figura 20: Mastectomia de mama direita muito avançada fixada em formol a 10% (fotografia pessoal)

VI.3.1.2 Estudo macroscópico

O exame macroscópico pormenorizado é uma parte essencial do estudo de uma peça cirúrgica. A peça é examinada, medida, pesada, palpada e depois dissecada com um bisturi; tomaremos como exemplo esta peça de mastectomia esquerda coberta por um retalho cutâneo **(Figura 21).**

O formaldeído é um produto químico de penetração rápida e fixação lenta que é mais adequado para grandes pedaços de tecido, reagindo com as cadeias laterais das proteínas para formar grupos hidroxi-metilo. Os efeitos do formaldeído são reversíveis com excesso de água. Este facto permite a conservação morfológica das estruturas dos tecidos e das células.

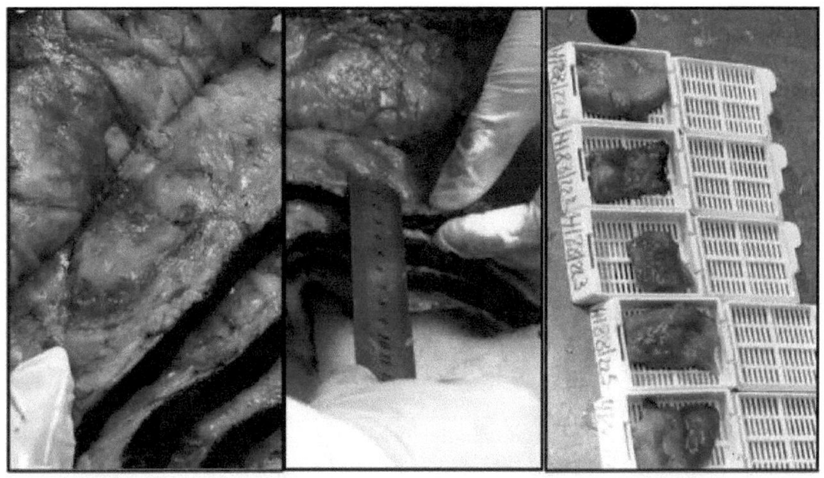

Figura 21 Estudo macroscópico de uma peça operatória de mama (fotografia pessoal)

VI.3.1.3 Desidratação

Após a arrumação das cassetes, passamos à fase de hidratação através de uma máquina automática **(Figura 22),** que contém 12 tanques para a desidratação gradual das amostras, aumentando os álcoois até 100% (desidratação) **(Tabela III)** porque a parafina é imiscível em água, depois um solvente como o xileno, que é conhecido como a fase de substituição para clarificação, depois parafina quente (líquida) para impregnação.

Estas transferências podem ser automatizadas. A duração das várias etapas varia consoante o tipo de tecido a incluir.

Quadro III: Protocolo de desidratação e de substituição.

Caixas	Duração
2 B formaldeído	1h30m cada
1 B Álcool a 70%	2h
1 B Álcool a 80%	2h
2 B álcool 96	2 horas cada
2 B Álcool a 100%	2 horas cada
2 B de xileno	2 horas cada
2 B de parafina	2 horas cada

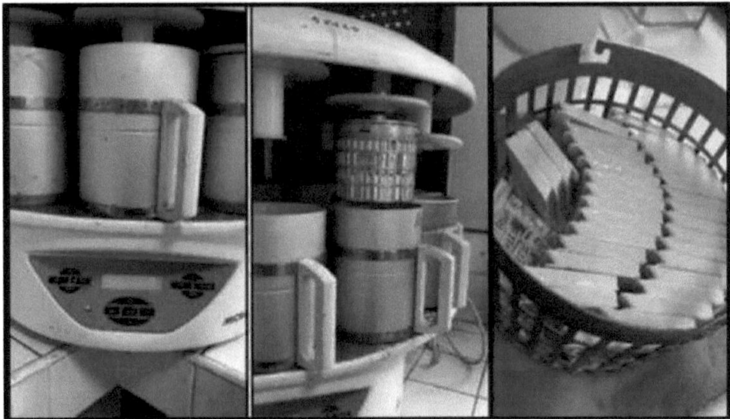

Figura 22: Desidratador automático (LEICA TP1020) (fotografia pessoal)

VI.3.1.4Inclusão

As peças são colocadas num molde metálico cheio de parafina (quente e, portanto, líquida a 70°C), associado a um suporte (com o número de identificação).

O conjunto é então arrefecido para solidificar a parafina num bloco ou numa placa fria, ou então é colocado diretamente no congelador **(-54°C) (Figura 23).** Uma vez solidificado, o bloco é retirado do molde,

a peça é retirada do bloco.

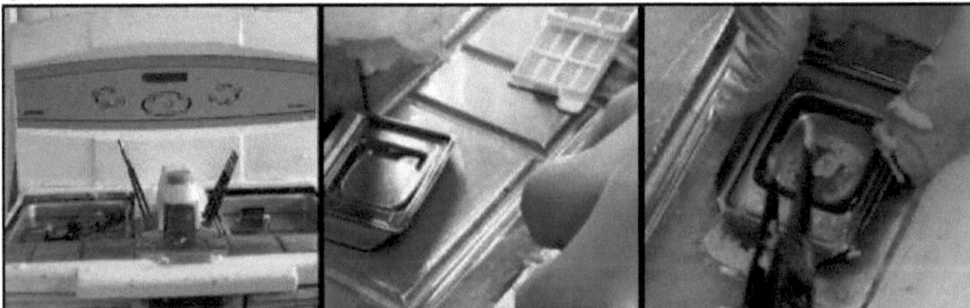

Figura 23: Inclusão de amostras de mastectomia (fotografia pessoal)

VI.3.1.5 Secções de micrótomo

Antes de utilizar o micrótomo, o bloco deve ser limpo e rebarbado para que possa ser pendurado corretamente mais tarde. O micrótomo permite cortar o bloco com uma espessura de 1 a 4 µm, permitindo a passagem dos raios de luz do microscópio e evitando a sobreposição celular.

O resultado é uma fita muito frágil que deve ser tratada com cuidado **(Figura 24).**

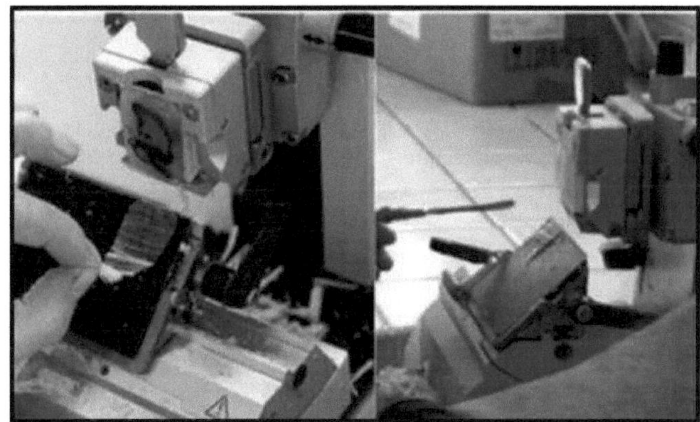

Figura 24: Corte no micrótomo Leica de rotação manual (fotografia pessoal)

Histocore Biocut - Micrótomo de rotação manual: É um dos micrótomos mais ergonómicos do mercado, permitindo-nos selecionar rápida e eficazmente o sentido de rotação mais confortável com a roda de alimentação personalizada aproximada.

Depois de estendidas e aquecidas, as lâminas são etiquetadas com o número do doente e do bloco escrito a lápis **(Figura 25)**. O passo seguinte é a desparafinização, que consiste em remover a parafina que envolve o fragmento, colocando as lâminas secas em pequenos carrinhos numa estufa a 37°C durante aproximadamente 24 horas **(Figura 26).**

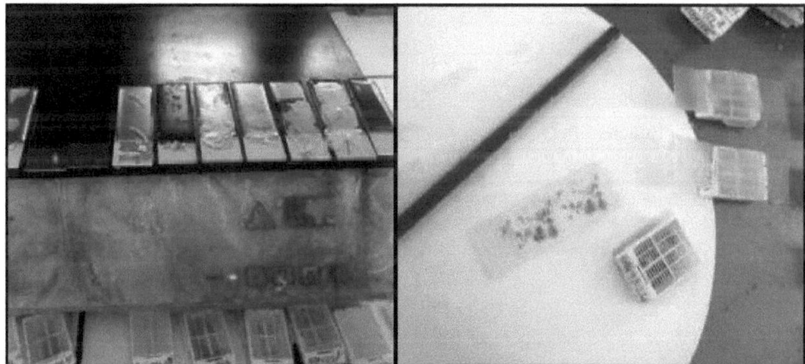

Figura 25: Espalhar as fitas nas lâminas (foto pessoal)

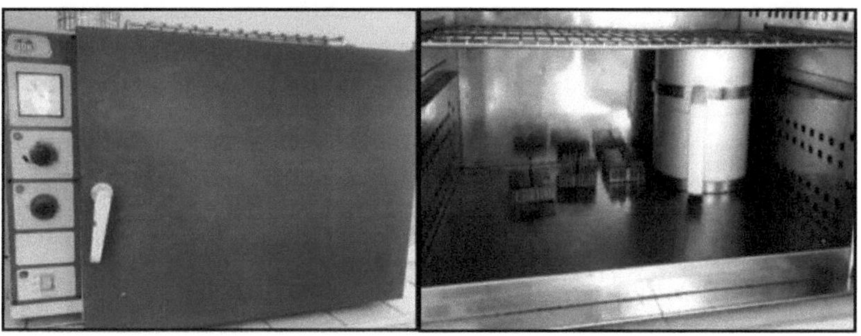

Figura 26: Desparafinagem no forno (fotografia pessoal)

VI.3.1.6 Coloração

A coloração histológica é utilizada para realçar caraterísticas importantes do tecido, bem como para diferenciar elementos estruturais do tecido pela sua cor ou pela intensidade da sua coloração. Na plataforma tecnológica, a coloração básica das lâminas é efectuada com hematoxilina-eosina.

Produz uma imagem completa da microanatomia de um tecido e é frequentemente utilizada por patologistas e investigadores como avaliação inicial.

A coloração habitual combina um corante básico nuclear (hemateína, hematoxilina) e um corante ácido citoplasmático (eosina, eritrosina ou floxina).A ematoxilina-eosina combina a hemateína, que cora os núcleos de púrpura, e a eosina, que cora o citoplasma de cor-de-rosa. Após a desparafinação, as células são passadas através de 12 tabuleiros de coloração, utilizando suportes de aço inoxidável (**Quadro IV**) (**Figura 27**).

Quadro IV: Etapas da técnica histológica clássica

Banhos	Duração
3 banhos de tolueno ou xileno	5 minutos em cada banho
2 álcoois	5 minutos em cada banho
enxaguar	Água destilada
Hematoxilina	5 minutos
Enxaguamento em água acidificada	3.4.5 mergulhos
Lavagem com carbonato de lítio	3.4.5 Mergulho
Enxaguamento com álcool	2 min
Iosina	3.4.5 Mergulho
3 banhos de acetona	5 minutos em cada banho
tolueno	5 min e mais.

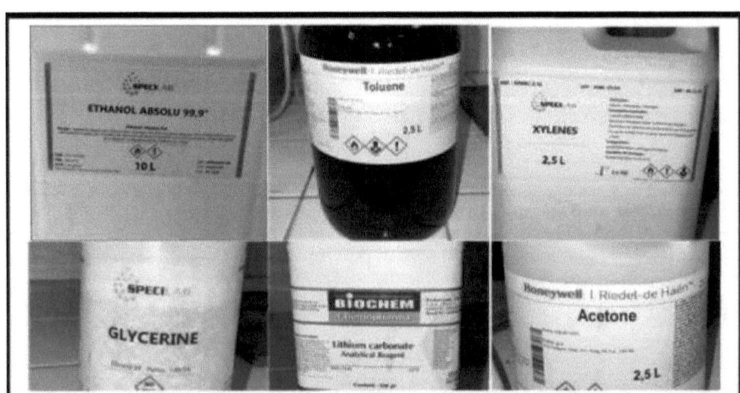

Figura 27: Produtos utilizados para a coloração com hematoxilina e eosina (fotografias pessoais)

VI.3.1.7 Montagem

Os cortes são montados entre lâminas e lamelas com um produto (EuKitt) contendo 45% de resina acrílica e 55% de xileno. Seca rapidamente (20min) sem formar bolhas de ar e mantém-se opticamente transparente durante mais de 10 anos. Índice de refração próximo do do vidro, o que permite a sua aderência. As lâminas estão prontas para serem guardadas ou observadas **(Figura 28).**

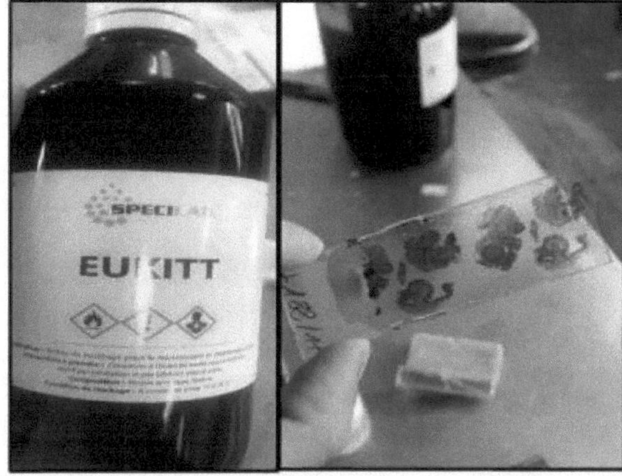

Figura 28: Montagem das lâminas com cola (acrílica e resina de xileno) (foto pessoal)

VI.3.2 Estudo imunohistoquímico

A imunohistoquímica é um teste adicional utilizado para esclarecer um diagnóstico e para classificar melhor um tumor (malignidade, benignidade, classificação do tumor).

O nosso painel de anticorpos (o Autostainer Link 48) é combinado com opções revolucionárias de software e conetividade, oferecendo um nível excecional de integração que proporciona uma elevada produtividade e um fluxo de trabalho eficiente. O Autostainer Link 48 garante óptimos resultados de coloração e oferece uma grande capacidade para lâminas e reagentes. Poupe espaço e centralize a programação de lâminas e poderá diagnosticar uma vasta gama de tipos de tumores **(Figura 29)**.

Trata-se de um método de deteção de proteínas ou outros antigénios em secções de tecidos. Para tal, as secções são expostas a anticorpos marcados dirigidos contra epítopos da proteína alvo.

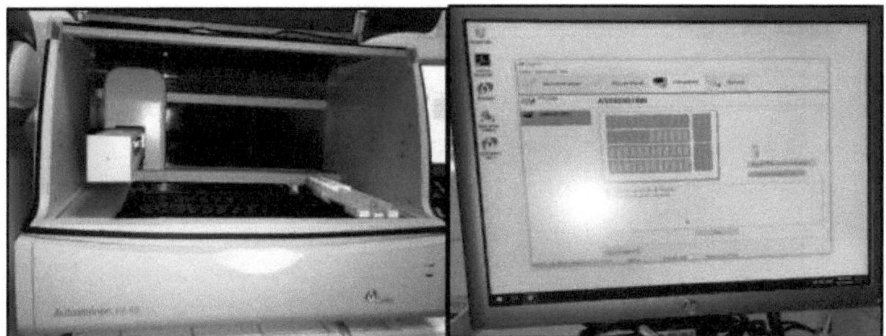

Figura 29: Sistema imunohistoquímico DaKo Autostamer Link 48 (fotografia pessoal)

É então possível visualizar um alvo utilizando um marcador, por exemplo, um corante fluorescente, uma enzima, um marcador radioativo ou ouro coloidal. Os anticorpos podem ser

aplicados de duas formas distintas: diretamente, ligando um anticorpo conjugado com um marcador à sua substância alvo, ou indiretamente, incubando o anticorpo primário na substância alvo e ligando depois um anticorpo secundário marcado ao anticorpo primário.
Esta técnica tem cinco fases principais:

- Desparafinagem.
- Desmascaramento do antigénio.
- Bloqueio enzimático (peroxidase endógena).
- Deposição de anticorpos primários e secundários.
- Coloração com hematoxilina de Mayer e montagem de lâminas.

11.3.1.1 Desparafinagem :

Incubar as lâminas numa estufa a 17°C durante 24 horas, depois passar a secção por 3 banhos de xileno durante 5 minutos cada. Lavar a secção em banhos de álcool benzílico a 96%, 80% e 70% durante 5 minutos cada, depois enxaguar com água destilada (30 segundos) para desparafinar, desidratar e limpar o tecido.

11.3.1.2 Desmascaramento

As peroxidases endógenas são bloqueadas incubando o tecido em peróxido de hidrogénio a 3% (H2O2) durante 10 minutos. Enxaguadas com água destilada, as amostras são então desmascaradas pelo antigénio.

*†Primeiro, mergulhar a lâmina em tampão Tris-EDTA, pH 9,0, 0,05%Tween-20 e incubar a 95°C num banho de água durante 30 minutos. Retirar a lâmina à temperatura ambiente e deixar arrefecer em tampão Tris-EDTA, pH 9,0 durante 15 minutos. Enxaguar com água destilada. Lavar em tampão Tris-HCL 0,05 M (pH 7,6) com 0,2% de Tween-20 (tampão A) durante 5 minutos.

11.3.1.3 Bloqueio enzimático

O bloqueio das peroxidases endógenas é uma etapa necessária na análise imunohistoquímica com marcação com peroxidase de rábano. Se este passo for omitido do protocolo, as peroxidases endógenas podem causar a precipitação dos cromogéneos, resultando numa coloração de fundo.

A amostra é circundada e são adicionadas 3 gotas de solução de peróxido de hidrogénio (H2O2) a 3% durante 5 minutos para promover os complexos antigénio/anticorpo. As lâminas são então colocadas num banho com tampão de lavagem PBS (Phosphate Buffered Saline) durante uma hora.

minuto **(Figura 30).**

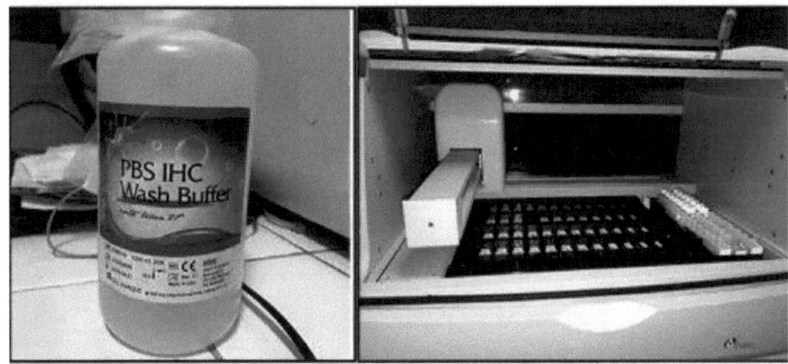

Figura 30: lavagem com tampão PBS (fotografia pessoal)

II.3.1.4 Aplicação de anticorpos

*** Aplicação do anticorpo primário**

O anticorpo primário (Anti RE , Anti RP , Anti HER2 ou Anti Ki67) (de acordo com as etiquetas nas lâminas diluídas em tampão Tris-HCL 0,05 M (pH 7,6) com 0,05% de Tween-20 a uma diluição entre 1/100 e 1/200 é aplicado no tecido durante 1 hora numa câmara húmida utilizando uma pipeta automática, sendo depois lavado duas vezes durante 5 minutos em PBS.

- Aplicação do anticorpo secundário

Deitar 2 gotas de anticorpo secundário biotinilado no tecido e deixar incubar durante 15 min. Em seguida, lavar com PBS para aplicar o protocolo imunohistoquímico padrão (HRP - Peróxido - DAB), lavando duas vezes durante 5 minutos no tampão (**Figura 31**).

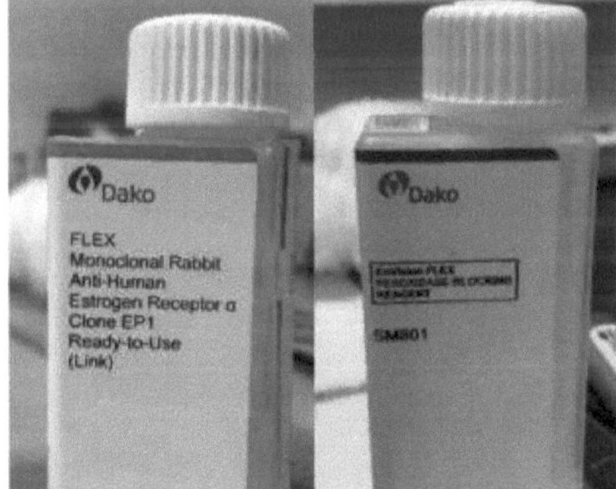

Figura 31: Anticorpos primários (RE, HER2) utilizados na iininunoliistocliinia (fotografia pessoal)

11.3.1.5 Revelação da atividade da peroxidase

Para obter uma melhor sensibilidade e contraste, aplicar 2 gotas de cromogénio (Diaminobenzidina) (cromogénio que reage com a peroxidase na presença de peróxido de hidrogénio para dar um produto colorido visível ao microscópio ótico), proteger as lâminas da luz com uma solução previamente preparada e deixar nas lâminas durante 10 minutos, enxaguar 3 vezes a 2 minutos com água destilada.

11.3.1.6 Contracoloração com hematoxilina

As lâminas são imersas durante 5 minutos, depois mergulhadas num banho de água com amoníaco a 2%, seguido de imersão em álcool durante 1 minuto e depois em xileno durante 1 minuto.

11.3.1.7 Montagem das pistas

As lamelas são montadas nas lâminas utilizando EuKitt ou Paramount aquoso (**Figura 32**).

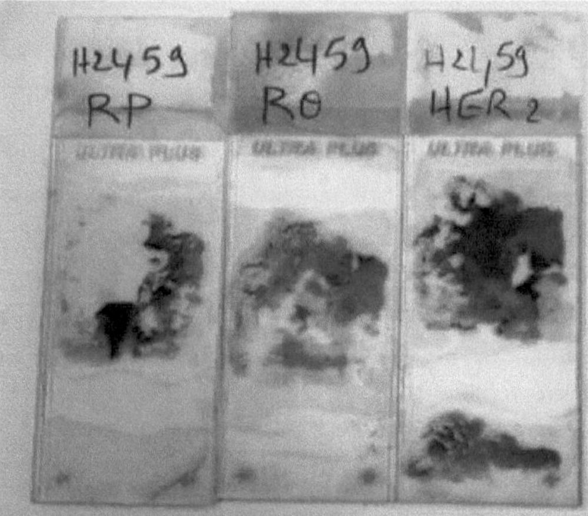

Figura 32: Montagem de lâminas coradas com hematoxilina de Mayer (foto pessoal)

VI .4 Análise estatística

Os dados estatísticos foram analisados com recurso ao software IBM SPSS 21. O teste Chi2 foi utilizado para comparar percentagens com significância estatística definida em $p < 0,05$.

CAPÍTULO VII

RESULTADOS

Realizámos um estudo retrospetivo e prospetivo de 59 doentes com cancro da mama triplo-negativo, cujos tumores eram dos tipos histológicos carcinoma ductal infiltrante (CDI) e carcinoma lobular. Estes últimos foram classificados por método imunohistoquímico. Os resultados estão subdivididos em três secções: resultados qualitativos, resultados descritivos e resultados analíticos.

VII.1 Resultados qualitativos

VII.1.1 Resultados do estudo histológico com coloração de hematoxilina e eosina

O exame histopatológico com um microscópio ótico (Leica) permitiu-nos identificar o principal tipo histológico das nossas amostras: o carcinoma ductal infiltrante, que é a forma mais frequente e variável dos tumores malignos da mama. Tomaremos como exemplo a doente (H2494) com um aspeto histológico de carcinoma infiltrante inespecífico da mama direita, com um estádio PTNM (AJCC 8ª edição 2017) (T2N1a), **(Figura 33).**

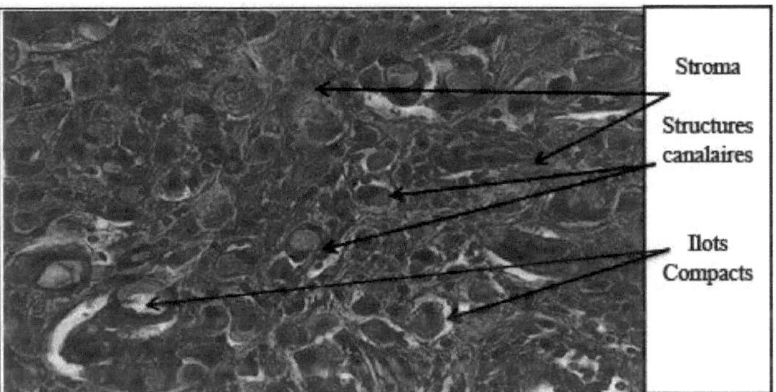

Figura 33: Secção histológica representando um carcinoma ductal não específico de grau II observado ao microscópio de luz, corado com hematoxilina-eosina (Gr: 10×40) (Fotografia pessoal).

As células epiteliais malignas invasivas formam pequenas estruturas ductais, ilhas compactas e até folhas densas de células. O estroma é frequentemente muito fibroso.

O exame histopatológico ao microscópio ótico permitiu-nos também identificar outros tipos histológicos como o carcinoma lobular infiltrante. Tomaremos como exemplo a doente (H2459) com um aspeto histopatológico de carcinoma lobular infiltrante da mama direita de Grau II segundo a SBR e estadio PTNM (AJCC 8ª edição 2017): T4N2aM1 (**Figura 34**).

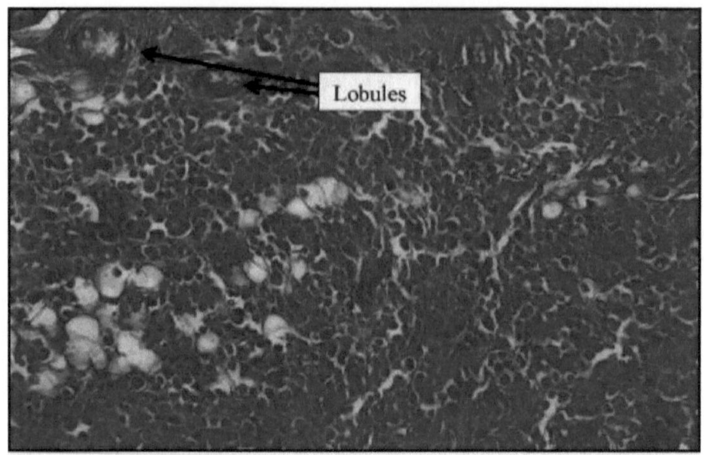

Figura 34: Secção histológica representando um carcinoma lobular infiltrante de grau II observado ao microscópio de luz, corado com hematoxilina-eosina (Gr: 10x40) (Fotografia pessoal).

VII.1.2 Resultados do estudo imunohistoquímico

São necessários exames imuno-histoquímicos para determinar o estado dos marcadores de receptores hormonais e de membrana biológica (HER2) e o índice de restrogénio e proliferação (Ki67).

VII.1.2.1 Estatuto HER2

A Figura 35 mostra a ausência de marcação da membrana, demonstrando uma expressão fraca e incompleta do antigénio HER2 em <10% das células tumorais com uma pontuação de 0. Novamente para o mesmo doente (H2459).

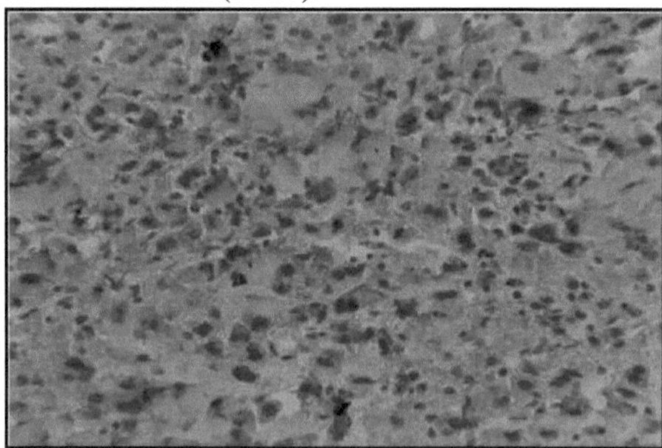

Figura 35: Carcinoma lobular invasivo com coloração HER2, Gr 40x10 (fotografia pessoal).

VII.1.2.2 Receptores hormonais

Os receptores de estrogénio e progesterona são detectados nos núcleos das células tumorais infiltradas e também podem ser detectados no tecido mamário normal circundante. Isto serve como um controlo interno.

Tomemos o exemplo da doente (H2494) com um carcinoma ductal infiltrativo inespecífico com uma proliferação maligna de natureza carcinomatosa altamente infiltrativa e células atípicas com núcleos irregulares aumentados e o aparecimento de um controlo na imunocoloração para o recetor de restrogénio **(Figura 36).**

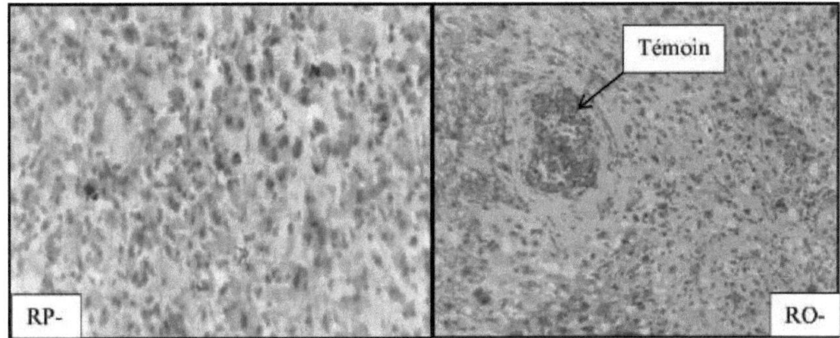

Figura 36: Imunomarcação nuclear dos receptores de restrogénio na presença de um controlo (direita) e de progesterona (esquerda) 40 x10 (fotografia pessoal).

V II.2 Resultados da análise quantitativa

V II.3.1 Estudo descritivo

V II.3.1.1 Tendência dos triplos negativos de 2017 a 2022

A classificação molecular do cancro da mama permitiu dividir os casos estudados no grupo do cancro da mama triplo-negativo (TNBC). De acordo com o estudo retrospetivo que realizamos nos últimos 6 anos, tivemos uma média de 47 para o ano de 2019 com uma alta taxa de pacientes afetados no ano de 2021 com (22%), 2017 com (20%), 2022 com (15,3%), depois 2018 com (10,2%) e, finalmente, (8,5%) para o ano de 2020 **(Tabela V). Tabela V: Tendências em triplos negativos de 2017-2022**

	Frequência	Percentagem
Valid2017	12	20,3
2018	6	10,2
2019	14	23,7
2020	5	8,5
2021	13	22,0
2022	9	15,3
Total	59	100,0

Este histograma apresenta uma curva gaussiana, com os valores distribuídos de forma mais ou menos simétrica em torno da média 47, com um desvio padrão de 1,755 (**Figura 37**).

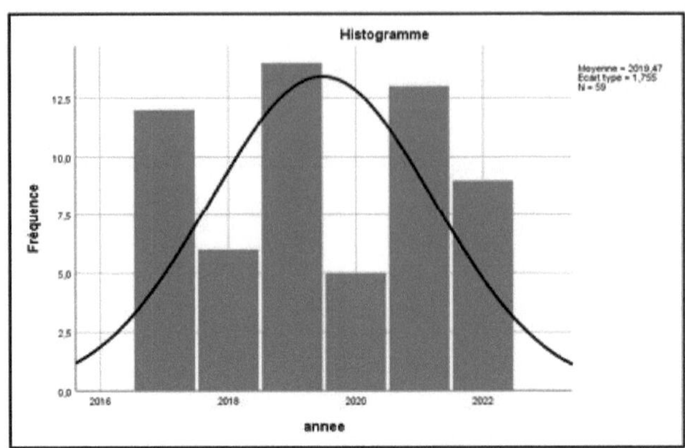

Figura 37: Tendência dos triplos negativos de 2017 a 2022

VII.3.1.2 Distribuição etária dos doentes

Temos um grupo de doentes com idade inferior a 50 anos, com uma média de idade de 42,36 anos e um desvio padrão de
de (5,495) significa que as frequências são dispersas **(Quadro VI).**

Tabela VI: Distribuição estatística dos pacientes por idade.

Idade		
N	Válido	59
M	oyenne	42,36
Mediana		42,00
Desvio padrão		5,495

De acordo com o nosso estudo, os doentes do grupo etário dos 32-36 anos têm a mesma frequência (1,7%). O grupo etário (38-39) apresenta também frequências bastante elevadas de (11,9%) e (10,2%) respetivamente, e para as pessoas com idades compreendidas entre os 40 e os 49 anos as frequências variam entre (3,4%) e (8,5%), sendo que estas taxas aumentam a partir dos 50 anos com uma frequência de (15,3%) **(Anexo VII), (Figura 38).**

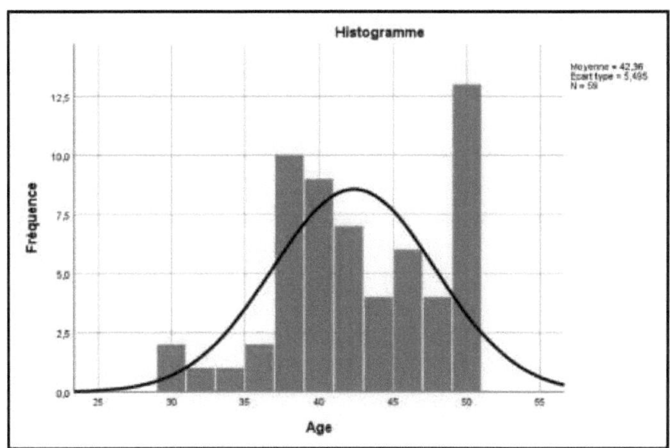

Figura 38: Distribuição etária das doentes com cancro da mama triplo-negativo

VII.3.1.3 Repartição dos doentes por sexo

O cancro da mama afecta mais mulheres do que homens; na nossa série de estudos, de um total de 59 casos, 93,2% eram mulheres e 4 homens representavam os restantes 6,8% **(Tabela VII), (Figura 39).**

Quadro VII: Repartição dos doentes por sexo

	Frequência	Percentagem
Mulher válida	55	93,2
Homens	4	6,8
Total	59	100,0

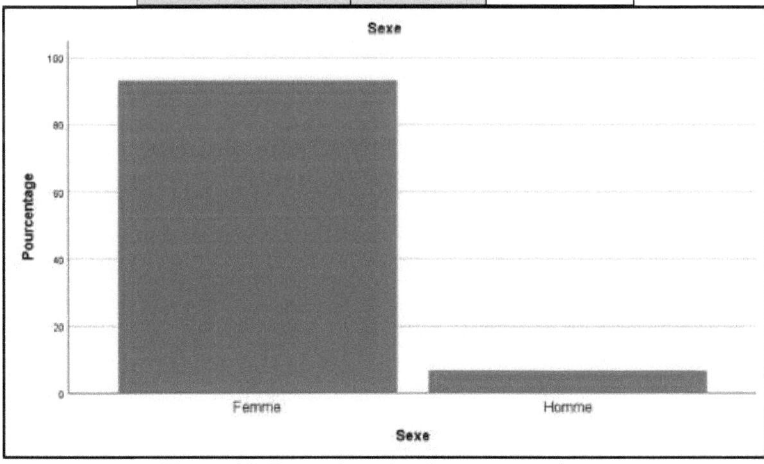

Figura 39: Repartição dos doentes por género

VII.3.1.4 Distribuição dos doentes por local do tumor

Com base nos resultados do posicionamento do tumor, podemos dizer que os resultados foram quase semelhantes, com uma frequência de (49,2%) de localização direita do tumor para 29 casos e (50,8%) de localização esquerda do tumor para 30 casos **(Tabela VIII), (Figura 40).**

Quadro VIII: Repartição dos doentes por local do tumor

	Frequência	Percentagem
Válido Certo	29	49,2
Esquerda	30	50,8
Total	59	100,0

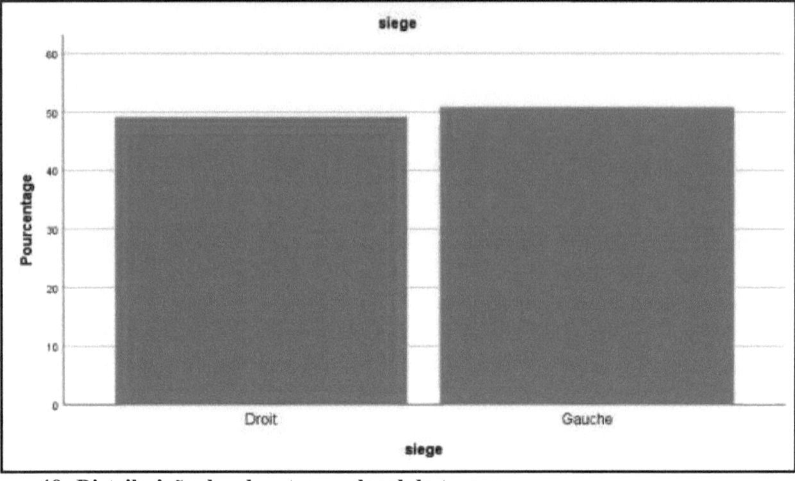

Figura 40: Distribuição dos doentes por local do tumor

VII.3.1.5 Distribuição de acordo com o tipo histológico

A maioria dos tipos histológicos dos doentes são carcinomas ductais infiltrantes (CDI) (86,4%), havendo também uma minoria com uma frequência de (10,2%) do tipo histológico carcinomas lobulares infiltrantes (CIL). Durante o nosso estudo pudemos contar casos com ambos os tipos com uma frequência de (3,4%) **(Tabela IX), (Figura 41).**

Quadro IX: Repartição dos doentes por tipo histológico

		Frequência	Percentagem
Válido	CCI	51	86,4
	CCI / CLI	2	3,4
	CLI	6	10,2
	Total	59	100,0

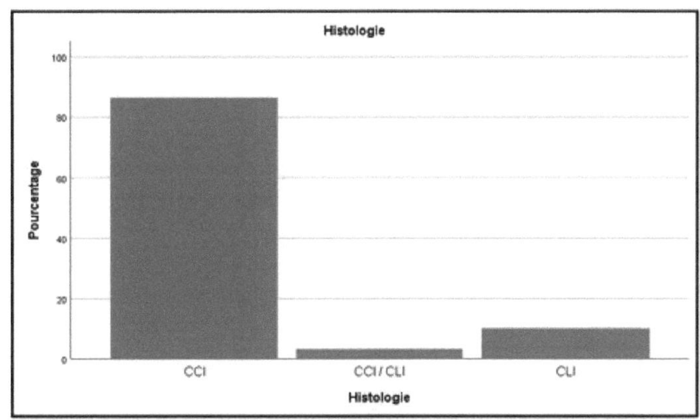

Figura 41: Distribuição de doentes com cancro da mama triplo-negativo por tipo histológico

VII.3.1.6 Repartição por tipo de SBR

Verificou-se que o subtipo molecular do cancro da mama triplo-negativo tem um grau SBR diferente. Os tumores pertencentes a este grupo foram caracterizados pelo grau histológico intermédio SBR II (66,1% dos casos), que representa a taxa mais elevada e é, por isso, o grau mais frequente, em contraste com o grau III (33,9% dos casos) **(Tabela X)**, **(Figura 42).**

Quadro X: Repartição dos doentes por grau de SBR

		Frequência	Percentagem
Válido	II	39	66,1
	III	20	33,9
	Total	59	100,0

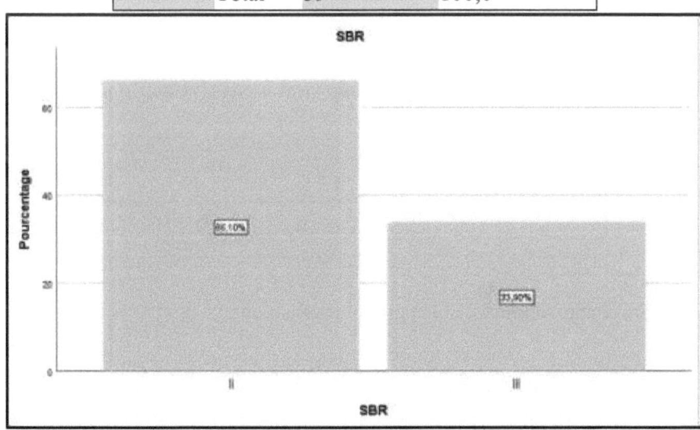

Figura 42: Distribuição do subtipo molecular do cancro da mama triplo-negativo em função do grau SBR

VII.3.1.7 Distribuição dos doentes de acordo com o tamanho do tumor

Neste estudo, predominaram os tumores classificados como T2 (66,1%), seguidos dos tumores classificados como T1 (25,4%), depois os tumores classificados como T3 (5,1%), seguidos dos tumores classificados como T0 e T4 (1,7%) **(Tabela XI), (Figura 43).**

Quadro XI: Distribuição dos cancros da mama triplo-negativos de acordo com o tamanho do tumor

		Frequência	Percentagem
Válido	TO	1	1,7
	T1	15	25,4
	T2	39	66,1
	T3	3	5,1
	T4	1	1,7
	Total	59	100,0

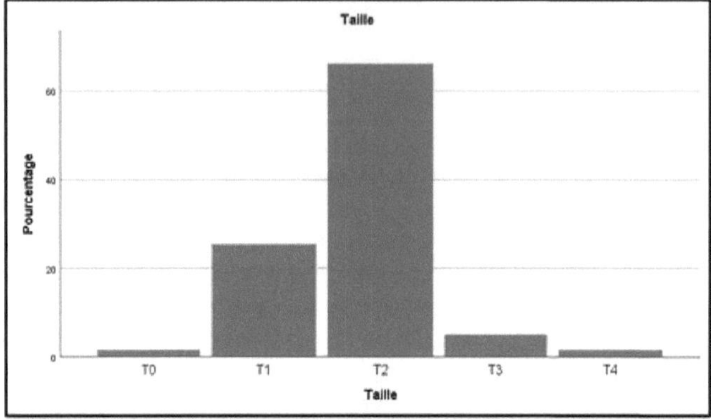

Figura 43: Distribuição dos doentes por tamanho do tumor

VII.3.1.8 Distribuição dos doentes de acordo com o envolvimento dos gânglios linfáticos

As metástases linfonodais axilares (EG+) estavam presentes em 88,1% dos casos e ausentes (EG-) em 11,9% dos doentes (**Tabela XII**).

Tabela XII: Distribuição dos doentes de acordo com o envolvimento dos gânglios linfáticos

		Frequência	Percentagem
Válido	EG+	52	88,1
	EG-	7	11,9
	Total	59	100,0

As metástases linfonodais axilares (EG+) predominaram em 52 dos 59 casos estudados **(Figura 44).**

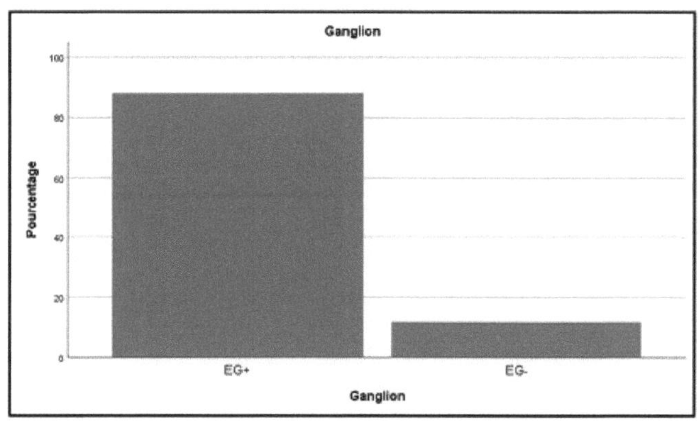

Figura 44: Distribuição dos doentes de acordo com o envolvimento dos gânglios linfáticos

VII.3.1.9 Distribuição dos doentes de acordo com as metástases à distância

O estado metastático não avaliável (Mx) esteve presente em 89,8% dos doentes, seguido de 10,2% dos doentes ou o estado metastático está presente (M1) (**Quadro XIII**).

Tabela XIII: Distribuição dos doentes de acordo com as metástases à distância

		Frequência	Percentagem
Válido	1	6	10,2
	x	53	89,8
	Total	59	100,0

A maioria das metástases não pode ser avaliada (**Figura 45**).

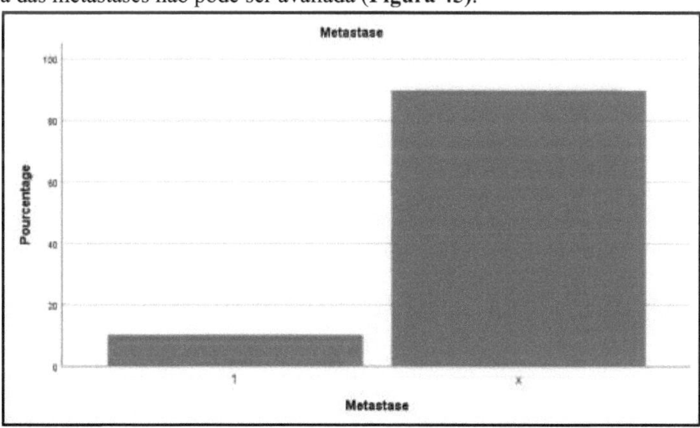

Figura 45: Distribuição dos doentes de acordo com as metástases à distância

VII.3.1.10 Repartição dos doentes por tipo de cirurgia

A mastectomia implica a remoção de toda a mama, ao contrário da lumpectomia, que é, portanto, uma cirurgia conservadora. A mastectomia tem uma taxa de frequência mais elevada (89,8%), enquanto a lumpectomia é menos frequente (10,2%) (**Tabela XIV**), **(Figura 46).**

Tabela XIV: Distribuição das pacientes com cancro da mama triplo-negativo por tipo de

cirurgia

Cirurgia			
		Frequência	Percentagem
Válido	M	53	89,8
	T	6	10,2
	Total	59	100,0

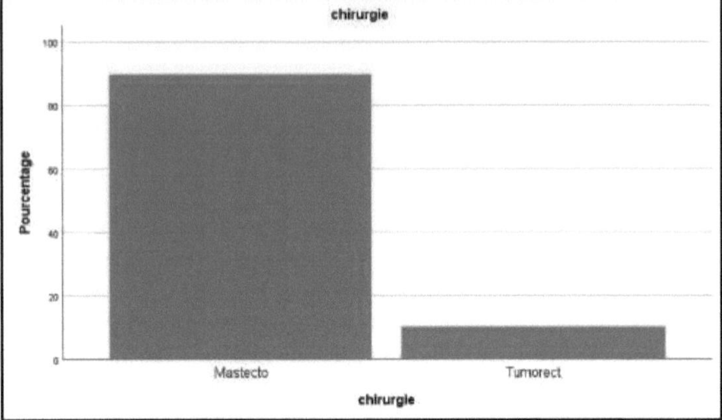

Figura 46: Distribuição dos doentes de acordo com o tratamento cirúrgico

VII.3.2 Estudo analítico

VII.3.2.1 Distribuição dos tumores por tipo histológico de acordo com a idade

A estimativa do número de doentes em função da idade mostra claramente a dispersão dos tipos histológicos nos diferentes doentes dos três grupos. ^{2}No entanto, esta relação é bastante forte, como mostra o cramer V (0,502) e Phi(0,710), que é uma medida derivada do X , com um nível de significância de $p<0,05$ podemos deduzir que existe uma diferença significativa **(Anexo V), (Tabela XV).**

Tabela XV: Tabela de medidas simétricas da distribuição dos tumores por tipo histológico de acordo com a idade

Medições simétricas			
		Valor	Significado aproximado
Nominal por Nominal	Phi	0,710	0,759
	V de Cramer	0,502	0,759
N de observações válidas		59	

Os resultados mostram que o tipo histológico carcinoma ductal infiltrante (CDI) é o mais importante, especialmente para os doentes com 38 e 50 anos de idade, seguido do tipo histológico carcinoma lobular infiltrante (CILC) para um grupo de doentes com 35, 37, 42, 43, 49 e 50 anos de idade, e para os grupos com ambos os tipos histológicos, a maioria tem 39 ou 45 anos de idade (**Figura 47**).

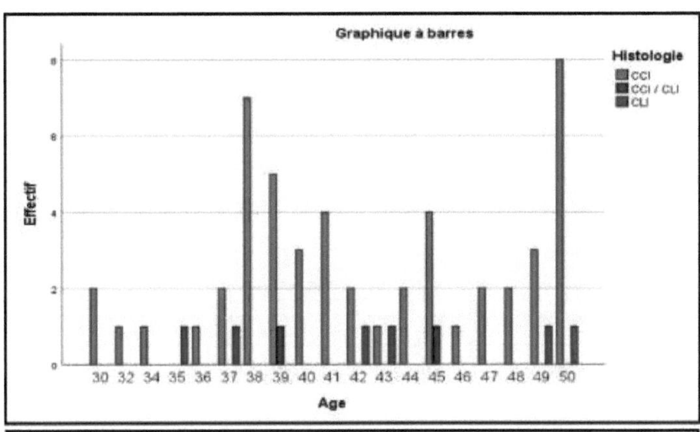

Figure 47 : Répartition des tumeurs selon le type histologique en fonction d'âge

VII.3.2.2 Distribuição dos tumores por tipo histológico e sexo

O nosso estudo mostra que todos os doentes do sexo masculino com cancro da mama triplo-negativo têm o tipo histológico de carcinoma ductal invasivo (CDI), tanto os doentes do sexo masculino como os do sexo feminino têm carcinoma ductal invasivo e 6 doentes têm carcinoma lobular invasivo (CLI), bem como ambos os tipos histológicos (**Quadro XVI**).

Tabela XVI: Distribuição dos tumores por tipo histológico e sexo

Força de trabalho				
		Género		Total
		Mulher	Homens	
Histologia	CCI	47	4	51
	CCI / CLI	2	0	2
	CLI	6	0	6
Total		55	4	59

[22]Neste caso, o valor estatístico (χ =0,673) é inferior ao valor limite (χ =3,84) com um ddl= 2, pelo que podemos afirmar que não existe diferença significativa, (**Tabela XVII**).

Tabela XVII: Testes de qui-quadrado para a distribuição de tumores por tipo histológico de acordo com o sexo

Testes de qui-quadrado			
	Valor	ddl	Significância assintótica (bilateral)
Qui-quadrado de Pearson	0,673[a]	2	0,714
Rácio de verosimilhança	1,210	2	0,546
N de observações válidas	59		
Quatro células (66,7%) têm uma dimensão teórica inferior a 5. O número mínimo teórico de células é 0,14.			

Nesta tabela de medidas simétricas temos os mesmos valores de phi e V de carmer, o que significa que existe uma relação fraca entre as variáveis, tendo em conta que o efetivo de mulheres com carcinomas ductais infiltrantes é muito superior ao dos homens **(Figura 48)**, **(Quadro XVIII)**.

Tabela XVIII Tabela de medidas simétricas da distribuição dos tumores por tipo histológico, de acordo com o sexo

Medições simétricas			
		Valor	Significado aproximado
Nominal por Nominal	Phi	0,107	0,714
	V de Cramer	0,107	0,714
N de observações válidas		59	

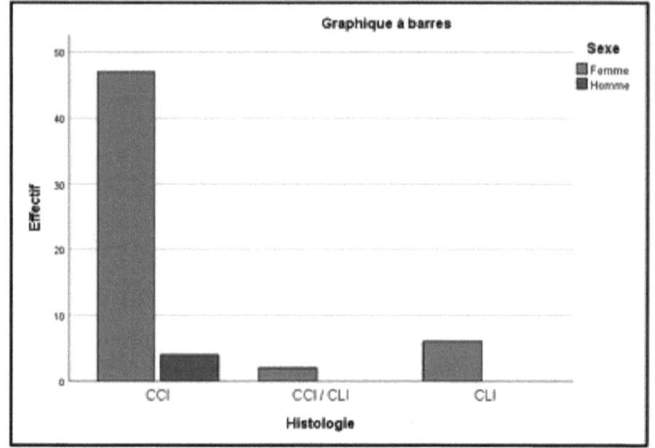

Figura 48: Distribuição dos tumores por tipo histológico e sexo

VII.3.2.3 Distribuição dos tumores de cancro da mama triplo-negativo de acordo com o local do tumor

Se classificarmos os tumores de acordo com a localização do tumor, temos em primeiro lugar os carcinomas ductais infiltrantes, que são o tipo histológico mais frequente na mama esquerda ou direita, com a grande maioria na localização esquerda do tumor, enquanto o pequeno número de carcinomas lobulares infiltrantes (CLI) se divide igualmente entre as localizações direita e esquerda **(Quadro XIX)**.

Quadro XIX: Distribuição dos tumores de acordo com o local do tumor

Histologia * Tabulação cruzada do cerco				
Força de trabalho				
		Assento		Total
		Direito	Esquerda	
Histologia	CCI	24	27	51
	CCI / CCL	2	0	2
	CCL	3	3	6
Total		29	30	59

Os valores Phi e V de cramer são idênticos a (0,19), pelo que podemos dizer que existe uma relação fraca entre as variáveis, pelo que não existe uma diferença significativa. Isto explica o facto de os tumores não estarem necessariamente localizados no mesmo local **(Tabela XX)**, **(Figura 49)**. **Tabela XX: Medidas simétricas da distribuição dos tumores segundo o local**

do tumor

Medições simétricas			
		Valor	Significado aproximado
Nominal por Nominal	Phi	0,191	0,340
	V de Cramer	0,191	0,340
N de observações válidas		59	

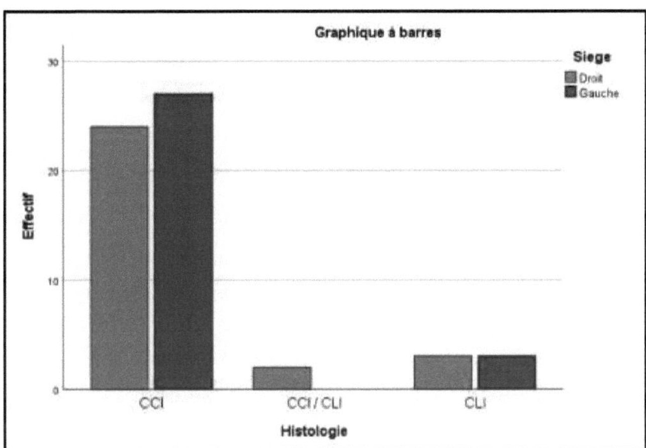

Figura 49: Distribuição dos tumores por local do tumor

VII.3.2.4 Distribuição dos tumores de acordo com o estádio SBR

Num total de 51 doentes com carcinomas ductais infiltrantes (CDI), a maioria dos doentes são SBR II (35 doentes) e os restantes 16 doentes são SBR III, em contraste com os doentes com carcinomas lobulares infiltrantes, 2 doentes são estádio II e 4 doentes são estádio III (**Tabela XXI**), (**Figura 50**).

Quadro XXI: Repartição dos doentes por fase da SBR

Histologia * Tabulação cruzada SBR

Força de trabalho

		SBR		Total
		II	III	
Histologia	CCI	35	16	51
	CCI / CLI	2	0	2
	CLI	2	4	6
Total		39	20	59

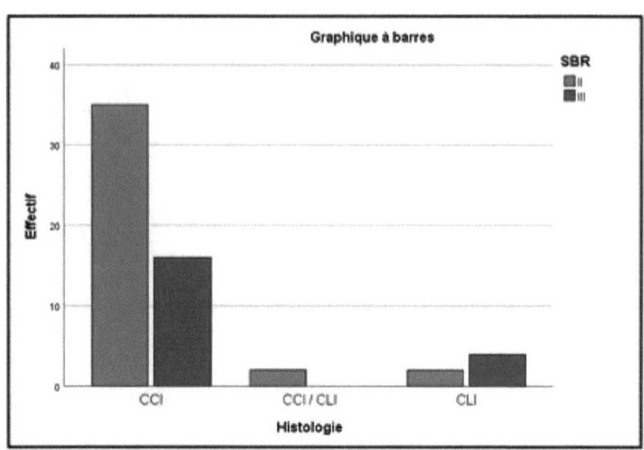

Figura 50: Distribuição das doentes com cancro da mama triplo-negativo de acordo com o estádio SBR

[2]De acordo com a tabela abaixo, temos o valor de X (4,046), logo é superior a 3,841, que é o grau limiar com um ddl= 2, o que significa que existe uma diferença significativa, não esquecendo que o valor de Phi e o valor de carmer são iguais (0,262), pelo que podemos deduzir que a correlação entre as variáveis é média (**Tabela XXII**).

Tabela XXII: Medidas estatísticas da distribuição dos doentes de acordo com o grau SBR

Testes de qui-quadrado			
	Valor	ddl	Significância assintótica (bilateral)
Qui-quadrado de Pearson	4,046[a]	2	,132
Rácio de verosimilhança	4,475	2	,107
N de observações válidas	59		
a. 4 células (66,7%) têm um ef	Número teórico de efectivos inferior a 5. O número mínimo teórico de empregados é de 0,68.		

Medições simétricas			
		Valor	Significado aproximado
Nominal por Nominal	Phi	0,262	,132
	V de Cramer	0,262	,132
N de observações válidas		59	

VII.3.2.5 Distribuição dos tumores de acordo com o tipo histológico e o tamanho do tumor

A dimensão tumoral T2 é a mais dominante nos doentes com carcinoma ductal invasivo, seguida da dimensão tumoral T1, 14 dos quais têm o mesmo tipo histológico (ICC).14 Nos doentes com carcinoma lobular invasivo, a maioria tem uma dimensão tumoral T2 **(Tabela XXIII**).

Tabela XXIII: Distribuição dos tumores de acordo com o tamanho do tumor

Histologia crosstab * Tamanho							
Trabalhadores							
		Tamanho					Total
		T0	T1	T2	T3	T4	
Histologia	CCI	1	14	33	3	0	51
	CCI / CLI	0	0	2	0	0	2
	CLI	0	1	4	0	1	6
Total		1	15	39	3	1	59

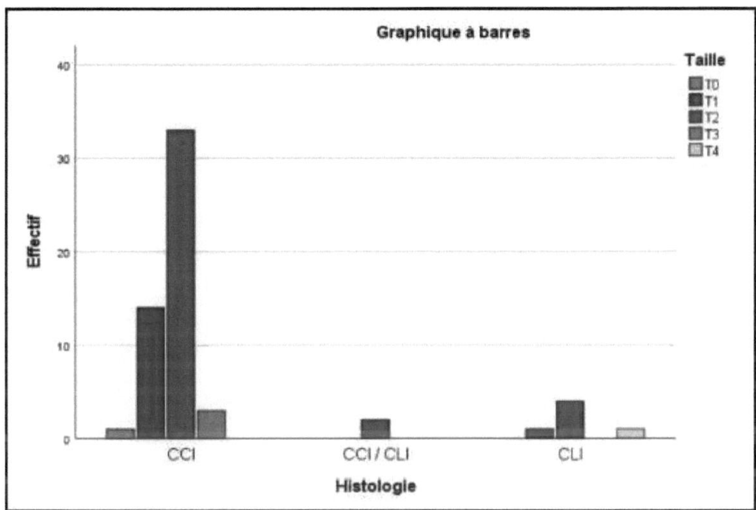

Figura 51: Distribuição dos tumores por tipo histológico e tamanho do tumor

[2]Temos um X = 10,596, com um ddl de 8, pelo que existe uma diferença significativa entre o tipo histológico e o tamanho do tumor **(Quadro XXIV)**.

Tabela XXIV: Teste do qui-quadrado para a distribuição dos doentes de acordo com o tamanho do tumor

Testes de qui-quadrado			
	Valor	ddl	Significância assintótica (bilateral)
Qui-quadrado de Pearson	10,596[a]	8	,226
Rácio de verosimilhança	7,356	8	,499
N de observações válidas	59		
a. 13 células (86,7%) têm um número teórico inferior a 5. O número teórico mínimo de células é 0,03.			

VII.3.2.6 Distribuição dos tumores de acordo com o tipo histológico e o envolvimento dos gânglios linfáticos

Na nossa série de estudos, 52 doentes com carcinoma ductal invasivo (CDI) tinham envolvimento dos gânglios linfáticos.

Tabela XXV: Distribuição dos doentes de acordo com o tipo histológico e o envolvimento dos gânglios linfáticos

Tabulação cruzada histológica * Gânglio				
Força de trabalho				
		Gânglio		Total
		EG+	EG-	
Histologia	CCI	44	7	51
	CCI / CLI	2	0	2
	CLI	6	0	6
Total		52	7	59

[22]O valor estatístico (X =1,246) é inferior ao valor limiar (X =3,84). Concluímos que não existe diferença significativa entre o tipo histológico e o envolvimento linfonodal do tumor (**Tabela XXVI**), (**Figura 52**).

Tabela XXVI: Distribuição dos doentes por tipo histológico de acordo com o envolvimento dos gânglios linfáticos, utilizando o teste do qui-quadrado

Testes de qui-quadrado			
	Valor	ddl	Significância assintótica (bilateral)
Qui-quadrado de Pearson	1,246[a]	2	,536
Rácio de verosimilhança	2,183	2	,336
N de observações válidas	59		
a. 3 células (50,0%) têm um tamanho teórico inferior a 5. O número mínimo teórico de células é 0,24.			

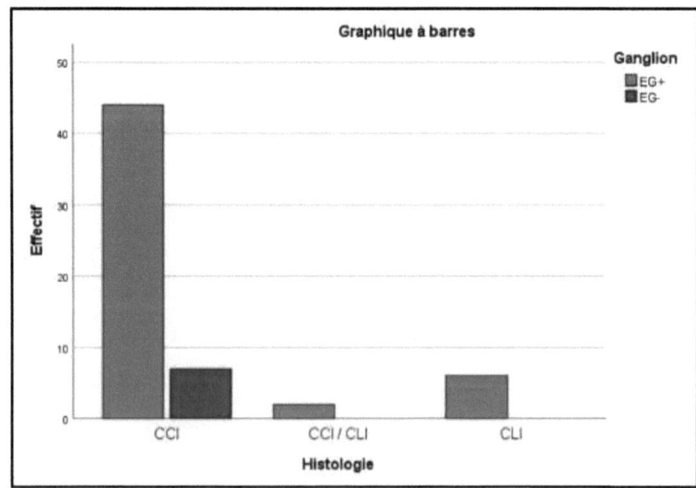

Figura 52: Distribuição dos doentes de acordo com o envolvimento dos gânglios linfáticos

VII.3.2.7 Distribuição dos tumores por tipo histológico de acordo com o estado metastático

^{2}O tipo histológico em função do estado metastático não representou diferença significativa, o que pode ser argumentado em relação ao valor estatístico que é (X = 11,672), ddl=2 e risco de erro 5% **(Tabela XXVII).**

Quadro XXVII: Teste do qui-quadrado para a distribuição dos doentes de acordo com o estado metastático

Testes de qui-quadrado			
	Valor	ddl	Significância assintótica (bilateral)
Qui-quadrado de Pearson	11,672[a]	2	0,003
Rácio de verosimilhança	7,660	2	0,022
N de observações válidas	59		
a. 3 células (50,0%) têm um tamanho teórico inferior a 5. O número de células é 0,20.			mínimo teórico f

As estatísticas de correlação mostraram que os dois valores de Phi e V do triturador são idênticos, o que significa que existe uma dependência **(quadro XXVIII).**

Quadro XXVIII: Medida simétrica da distribuição de doentes com cancro da mama triplo-negativo de acordo com o estado metastático

Medições simétricas			
		Valor	Significado aproximado
Nominal por Nominal	Phi	,445	,003
	V de Cramer	,445	,003
N de observações válidas		59	

Em conclusão, o estado de metástases dos doentes estudados não pôde ser avaliado para a maioria dos doentes com carcinomas ductais infiltrantes, ao contrário dos carcinomas lobulares infiltrantes, com um número bastante reduzido de doentes tanto para Mx como para M1 (presença de metástases).

(Figura 53).

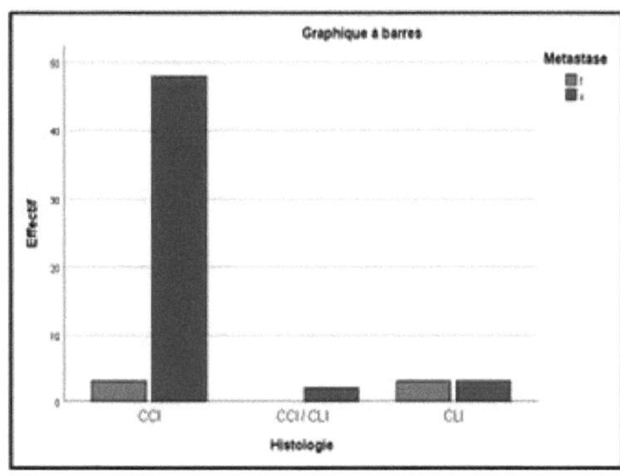

Figura 53: Distribuição das doentes com cancro da mama triplo-negativo de acordo com o estado metastático

VII.3.2.8 Distribuição dos doentes de acordo com o tratamento cirúrgico

[22]O tratamento cirúrgico mais frequente é a mastectomia, e após a realização de um teste de qui-quadrado podemos dizer que existe uma diferença significativa com um valor de X =1,048 que é inferior ao limiar de X com um ddl =2 e um risco de erro de 5% (**Tabela XXIX**), (**Figura 54**).

Tabela XXIX: Teste do qui-quadrado utilizado para estudar a distribuição dos doentes segundo o tratamento cirúrgico

	Valor	ddl	Significância assintótica (bilateral)
Qui-quadrado de Pearson	1,048[a]	2	,592
Rácio de verosimilhança	1,852	2	,396
N de observações válidas	59		
a. 3 células (50,0%) têm um tamanho teórico inferior a 5. O número mínimo teórico de células é 0,20.			

Os resultados dos dois valores são idênticos com um valor de Phi e V de carmer (0,133), pelo que podemos afirmar que existe uma correlação baixa entre as variáveis (**Tabela XXX**).

Tabela XXX: Medidas simétricas da distribuição dos doentes de acordo com o tratamento cirúrgico

Medições simétricas			
		Valor	Significado aproximado
Nominal por Nominal	Phi	0,133	,592
	V de Cramer	0,133	,592
N de observações válidas		59	
c. As estatísticas de correlação só estão disponíveis para dados numéricos.			

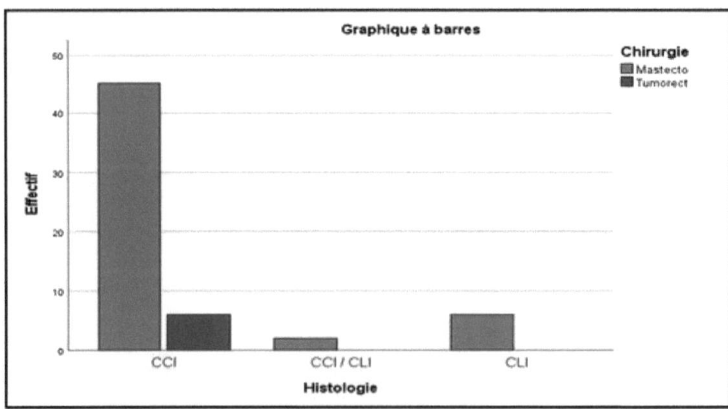

Figura 54: Distribuição dos doentes de acordo com o tratamento cirúrgico

CAPÍTULO VIII

DISCUSSÃO

Nos últimos 6 anos, a evolução da patologia do cancro da mama foi analisada para identificar factores de prognóstico, definindo ao mesmo tempo um tratamento adaptado e orientado para reduzir a gravidade da doença. O nosso estudo foi realizado numa população da Argélia ocidental que incluía 59 pacientes com cancro da mama triplo-negativo com idade inferior a 50 anos.

No nosso estudo, encontrámos uma percentagem de 6,8% de doentes do sexo masculino, uma frequência que não está de acordo com a literatura. Charu e colegas observaram que o cancro da mama triplo-negativo pode ser mais comum em homens jovens com cancro da mama, com uma percentagem de 26% numa população de 500 doentes por ano, o que significa que existe uma discrepância **(Charu A et *al.*, 2021).**

A frequência do cancro da mama nas mulheres jovens varia de acordo com os investigadores. Em França, estima-se em 10% de acordo com **(Molinié ,2019).**de acordo com Anders, 6,6% nos Estados Unidos(EUA) **(Anders C et *al.* , 2009).**na nossa série, esta frequência foi de 93,2% para os cancros da mama triplo-negativos numa população de 59 casos. Esta diferença de frequência pode ser identificada pela diferença das pirâmides etárias entre as populações.

O estudo que realizámos mostrou uma frequência de 3,4% e 8,5% para o grupo etário dos 40-49 anos, mas num estudo realizado por outros investigadores, observaram que o grupo etário dos 40-49 anos foi afetado de forma comparável (24 versus 29%). Assim, as mulheres com idades compreendidas entre os 40 e os 59 anos, que representam 53% da nossa população, estão em maior risco de TNBC. Além disso, 15 pacientes (17%) tinham menos de 40 anos de idade **(Darouich S et *al.*, 2017).**

A nossa amostra total é de 59 pacientes, dos quais a percentagem é da ordem dos 86,4% (51 casos), os graus II e III apresentam 66,1% e 33,5%.Comparando com o estudo de **(Belouad M , 2018)** o carcinoma ductal infiltrante é o tipo mais predominante representa 68,3% dos casos com um tamanho médio de tumor de 30 mm. Os graus histopronósticos II e III representam 43,2% e 56,8% dos casos, respetivamente. De acordo com a literatura, as mulheres com idade igual ou inferior a 35 anos têm uma taxa significativamente mais elevada de carcinomas lobulares (7,5%), em comparação com 10,2% na nossa série de estudos. **(Chan A et al. , 2000).**

Na nossa série, os tumores foram classificados como T2 (66,1%), seguidos de T1 (25,4%) e T3 (5,1%). Apenas os tumores T0 e T4 estiveram presentes (1,7%).

Outros estudos foram efectuados por investigadores **(Darouich S et al., 2017)** que observaram que o tamanho médio do tumor clínico era de 3,63 cm (1,5-15 cm) e que a maioria dos tumores apresentava um estado T2 (41%), o que está de acordo com os nossos resultados.

À luz dos nossos resultados, verificámos que 88,1% das nossas 52 doentes apresentavam envolvimento dos gânglios linfáticos, em comparação com 44% no estudo de Foulkes et al. A relação entre o cancro da mama triplo-negativo (TNBC) e as metástases dos gânglios linfáticos está menos claramente estabelecida; o estado dos gânglios linfáticos não parece estar correlacionado com o tamanho do tumor **(Foulkes W et *al.*, 2003).**

No nosso estudo, o estado metastático foi de 89,9% de metástases não avaliáveis e 10,2% dos doentes tinham metástases M1. Em contrapartida, um estudo marroquino mostrou que o diagnóstico do cancro da mama foi precoce em 56,9% dos casos, em comparação com 43,1%

que foram tardios. 51,6% das doentes apresentavam envolvimento dos gânglios linfáticos e 7,7% desenvolveram metástases à distância **(Ahmadaye I, et *al.* , 2016).**

No nosso estudo retrospetivo, a mastectomia foi mais frequente (89,8%), enquanto a lumpectomia foi menos frequente (10,2%). No estudo de Darouich e colegas, a lumpectomia foi efectuada após quimioterapia neoadjuvante em duas doentes e seguida de mastectomia após quimioterapia adjuvante em duas outras doentes. Uma mastectomia radical do tipo Patey foi realizada em 44 pacientes (54%), após quimioterapia neoadjuvante em 15 pacientes, incluindo duas em situação paliativa **(Darouich S et *al.* , 2017)**.

Em 2017, foi realizado um estudo em 468 doentes com cancro da mama triplo-negativo avançado que já tinham recebido várias linhas de tratamento **(Champion E , 2021).**

Apesar dos avanços no tratamento e do aparecimento de terapias específicas, o cancro da mama continua a ser a principal causa de morte nas mulheres **(Belouad M , 2018).**

Na Argélia, segundo os oncologistas e cirurgiões argelinos, a maioria dos pacientes diagnosticados com cancro da mama triplo-negativo são considerados em estado grave e muito avançado, e o tratamento baseia-se na quimioterapia. O tratamento à base de platina é recomendado nos casos de mutação BRCA comprovada **(Bendib A et al. , 2016).** Entre outras coisas, trata-se de uma forma de doença particularmente difícil de tratar, transformando paradoxalmente a mutação deste gene num fator "protetor" e, sobretudo, é particularmente difícil decidir aplicar um tratamento preventivo a uma população saudável **(Zitouni M et *al.* , 2017).**

CAPÍTULO IX

CONCLUSÃO E PERSPECTIVAS

Os tumores triplo-negativos representam um subgrupo de cancros da mama associado a um mau prognóstico. São definidos imunohistoquimicamente pela ausência de expressão dos receptores de estrogénio, progesterona e HER2. Dada a não resposta dos TNBC à terapia hormonal, a quimioterapia continua a ser o único tratamento sistémico para estes tumores.

A análise dos resultados do nosso estudo e dos dados da literatura mostra que o cancro da mama triplo-negativo se caracteriza por uma maior agressividade clínica e um mau prognóstico, apesar da utilização de quimioterapia. Embora este subtipo responda frequentemente à quimioterapia neoadjuvante, o prognóstico destas doentes continua a ser mau, havendo necessidade de estratégias mais agressivas e do desenvolvimento de assinaturas moleculares associadas a terapias dirigidas.

Esta abordagem não pode ser alcançada sem uma caraterização biológica óptima, que permita compreender a complexidade deste subgrupo de tumores. Para tal, é necessária a colaboração de uma equipa multidisciplinar em ensaios clínicos, envolvendo anatomopatologistas, oncologistas e investigadores de base.

O cancro da mama triplo-negativo é atualmente objeto de vários ensaios clínicos, que constam de um registo nacional acessível ao público.

REFERÊNCIAS BIBLIOGRÁFICAS

Abid L, (Departamento de Cirurgia Visceral, Hôpital Bologhine), n.º 16060 (março de 2002).

Ahmadaye I, Bendahhou K, Mstaghanmi H, Saile R, e Benider A. "Cancro da mama em Marrocos: perfil fenotípico dos tumores". , 2016.

Anders C, Johnson R, Litton J, Phillips M, Bleyer A, "Breast Cancer Before Age 40 years Seminars in Oncology. , 2009: 237 - 249.

Azam S , Lange T, Huynh S, Aro A.R, von Euler-Chelpin M, Vejborg I, Tj0nneland A, Lynge E, e Andersen, Z.J. "Hormone replacement therapy mammohgraohic density and breast cancer risk a cohort study cancer causes control." 29(6), n° 10.1007 (, 2018): 495-505.

Barouagui S., Zaoui C ,Senhadji R ,El Kébir F.Z ,Koudjeti R. "Excesso de peso e cancro da mama na Argélia ocidental". *35° Journées de la Société Française de Sénologie et de Pathologie Mammaire*, , 2013.

Belouad M. "Cancro da mama triplo-negativo, experiência do hospital militar MED V Rabat: cerca de 52 casos". , 2018.

Bendib A., Sami S, Admane S, Afiane Z,Amani A,Bendib A. "Manual de Prise en Charge." , 2016.

Boughera N., "CHUC". 2012.

Boulton SJ. "BRCA1-Mediated Ubiquitylation Cell cycle. , 2006.

Brux J, e Hollmann K.H. *Histopatologia da mama.* 1979.

Champion E. "CANCRO DA MAMA TRIPLO NEGATIVO: UMA INOVAÇÃO TERAPÊUTICA EFICAZ MUDA O JOGO". , 2021.

Chan A, Xiaolong Wang, Tong Chen, Wenhao Li, Qifeng Yang. "Cancro da mama em mulheres com 35 anos ou menos", *uma única instituição*, 2000.

Charu A, Shah N, Markham J, Rodriguez C,. videoconferência de oncologistas sobre o cancro da mama triplo negativo nos homens, 2021.

Chen CF, Li S Y, Chen PL, Chen ZD, Sharp WH, Lee. "As sequências de localização nuclear da proteína BRCA1 interagem com a subunidade importina-alfa do recetor de sinal de transporte nuclear." *J Biol Chem*, , 1996: 32863-32868.

Cherbal F, Salhi N,Houamel DAE, Chikh A,Guettouche S,Belomokhtar S,Chibane A,Bakour E,Benhassina T,Toulas C,Boualgua K,Cherifi A. "BRCA1 and BRCA2 mutations bresat cancer report of screeing." , 2015.

Chéreau E. "Especificidade da gestão do cancro da mama em mulheres jovens". *Hôpital Saint Joseph Marseille*, maio de 2019.

Darouich S , Olfa elAmine E, Betaieb I, Dhiab T, Rahal K, Gamoudi A. "cancro da mama triplo-negativo: estudo clínico-epidemiológico e." *LA TUNISIE MEDICALE*, , 2017.

Esashi F, Chris N, J Gannon Y, Liu T, Hunt M, Jain SC, West. "Fosforilação dependente de BRCA2 como mecanismo regulador da reparação recombinacional". *Nature*, , 2005: 598-604.

Fackenthal J e Olopade I,Breast cancer risk associated with BRCA1 and BRCA2 in diverse populations , 2007.

Foulkes W , Matcalfe K, W Hanna, HT Lunch, P Ghadirian, N Tung. "Disruption of the expected positive correlation between breast tumor size and lymph node status in BRCA-1 related breast carcinoma." , 2003.

Franchet C, Duprez-Paumier R, Lacroix-Triki M. "Taxonomia molecular do cancro da mama luminal". (Bull Cancer 2015) , 2015: 34-46.

Freres P , Collignon J,Gennigens C, Scagnol I,Rorive A,Barbeaux A,Coucke P.A,Jérusalem

G. "Le cancer du sein triple négatif. , 2010: 120-126.

Goldhirsch A, Wood WC, Coates AS, Gelber RD, Thurlimann B, Senn HJ, Panel MSrategies. "Consenso internacional de Gallen sobre a terapia primária do cancro da mama precoce". 22 (, 2011): 1736-1747.

Hamajima N , Hirose, K., Tajima, K., Rohan, T., Calle, E.E., Heath, C.W., Coates, R.J., Liff, "and Collaborative Group on Hormonal Factors ,Alcohol, tobacco and breast cancer". *Grupo de Trabalho da IARC sobre a Avaliação do Risco Carcinogénico para os seres humanos*, n.º 10.1038/sj.bjc.6600596 (,2002): 1234-1245.

Henderson. ,2012.

Kelsey JL; Bernstein L, "Epidemiology and prevention of breast cancer". *Ann Rev PubL health*, 1996: 47-67.

Key TJ , Verkasalo PK, Banks E. "Banks E.Epidemiology of breast." *Cancer Lancet Oncol*, , 2001: 133-40.

Lacroixi, M, e F Penault. "Classificação TNM para o cancro da mama 8ª edição". , 2017.

Lee LH , Yang H,Bigras G. "Os actuais marcadores de proliferação do cancro da mama correlacionam-se de forma variável com base na duração desacoplada das fases do ciclo celular." *Sci Rep*, , 2014.

Liedtke C , Mazouni C, Hess KR, André F, Tordai A, Mejia JA, Syammns WF, Gonzalez-Angulo AM. "Resposta à terapia neoadjuvante e sobrevivência a longo prazo em pacientes com cancro da mama triplenegativo." 8 (, 2008): 1275-81.

Mokrane F. "Cancro da mama. ,2020.

Nai'bo P,. "história natural do cancro da mama triplo negativo e estudo dos factores genéticos envolvidos." *ciências da vida*, 2018.

Péro , "Molecular portraits of natural human mammary tumours". 2000: 474-752.

Pinder SE, Paish CE, Bell J, Blamey R, Robertson JF, Nicholason RI, Ellis IO. "Expressão de citocininas luminal e basal no carcinoma da mama hummain". *J Pathol*, , 2004: 661-671.

Prat , 2010,Lehmann et al,2011,Chen et al,2012,Prat et al,2013,Lehmann et al,2015. , 2010.

Reis F , Tutt,Nishimura,Arima,Cheang,Rakha ,Foulkes,Characteristics of triple-negative breast cancer, 2011.

Rochefort H , Jacques Rouêssé, M R.M. Ancelle-Park, C. Hill, H. Sancho-Garnier, D. Stoppa-Lyonnet, A. Tardivon, D. Birnbaum, Ph. Bouchard, J. Estève, Ph. Jeanteur, Y. Le Bouc, H. Léridon, T. Maudelonde, G. Schaison, M. Tubiana. *Boletim* "Incidência e prevenção do cancro da mama" *da Academia Nacional de Medicina francesa*, 2008.

Villarreal C , Aguila C, Magallanes MC,Mohar A, Bargallo E, Meneses A,. "Breast cancer in young women in latin America." *groming burgen oncologist*, , 2013.

Wooster R, Neuhausen SL, Quirk Y, GM Lenoir, Lynch H, Feunteun J, Devillee P, Cornelisse CJ, Menko FH, Daly PA, Ormiston W, McManus R, Pye C, Lewis CM, Cannon-Albright L, Peto J, Ponder BAJ, Skolnick MH, Easton DF, Goldgar DE, Stratton MR, R Wooster, SL Neuhausen, J Mangion, Y Quirk. "Localização de um gene de suscetibilidade ao cancro da mama BRCA2 no cromossoma 13q12-13." *Science*, , 1994.

Zafrani B, Mac GroGan Gaetan , Salomon Anne Vincent ,Arnould Laurant. *Curso Pós-Universitário de Patologia Mamária.* Bordaux , Paris: Academia Internacional de Patologia, ,2007.

Zitouni M , Grangaud J,Cherf-Bouzida F. "Dados epidemiológicos sobre o cancro no leste e sudeste da Argélia". , 2017.

SÍTIOS INTERNET

[1] : http://www.depistagesein.ca/anatomie-du-sein/#.YmFM1ipzzIU

[2] :https://www.informationhospitaliere.com/le-cancer-du-sein-depistage-et-traitement-de-la- doença

[3] :https://www.docteur-eric-sebban.fr/cancer-du-sein/diagnostic-cancer-sein/anatomie-et-pathologies-du-sein/

[4] :https://cancer.ca/fr/cancer-information/cancer-types/breast/what-is-breast-cancro/tumores cancerosos/carcinoma ductal

[5]:https://rubanrose.org/blogue/cancer-du-sein-inflammatoire-un-cancer-rare-et-agressif/

[6] :https://cancer.ca/fr/cancer-information/cancer-types/breast/what-is-breast-cancro/tumores cancerígenos/doença do pâncreas da mama

[7] : https://www.sciencedirect.com/science/article/pii/S1631069106001910

[8] : http://www.ligue-cancer21.info/actualites/comment-une-cellule-devient-elle-cancereuse/

[9] : https://www.who.int/fr/news-room/fact-sheets/detail/breast-cancer

[10] :https://gco.iarc.fr/today/data/factsheets/cancers/20-Breast-fact-sheet.pdf?fbclid=IwAR1dcsXV5xIU0KzrFTSmsHBWQ0qAhPlN_D3Hw7aP08sjgxMcZic7RQSDisI

[11] :https://www.aps.dz/sante-science-technologie/128390-cancer-en-algerie-65-000-new-cases-since-begin-2021

[12] https://www.panafrican-med-journal.com/content/article/38/88/full/

[13] :http://www.dknews-dz.com/article/131133-cancer-du-sein-plus-de-400-nouveaux-cas-pt-2020-a-oran.html

[14] :https://www.gyneco-online.com/cancerologie/specificite-de-la-prise-en-charge-du-cancer-du-sein-chez-la-femme-jeune

[15] :https://cancerdusein.predilife.com/lincidence-de-lage-en-matiere-de-cancer-du-sein/

[16] :https://cancer.ca/fr/cancer-information/cancer-types/breast/what-is-breast-cancer/breast-cancro-no-homem

[17] :https://cancer.ca/fr/cancer-information/what-is-cancer/genes-and-cancer/genetic-changes-and-cancer-risk

[18] :https://www.e-cancer.fr/Patients-et-proches/Les-cancers/Cancer-du-sein/Facteurs-de-risco/Predisposições genéticas

[19] :http://www.depistagesein.ca/risques-familiaux/#.Yn694CpzzIU

[20] :https://www.euro.who.int/fr/media-centre/sections/press-releases/2021/alcohol-is-one-dos-maiores-factores-de-risco-para-o-cancer-da-mama

[21] : https://www.nicorette.fr/je-songe-a-m-arreter/les-effets-de-l-arret/menopause-et-tabac

[22] : https://www.cancer-environnement.fr/144-cancer-du-sein.ce.aspx

[23] :https://www.bioalaune.com/fr/actualite-bio/11969/17-substances-chimiques-qui-promover-brincar-cancro

[24] :https://www.clubic.com/sante/article-886696-1-ondes-electromagnetiques-comment-reduce-exposure.html

[25] : https://www.cancer-environnement.fr/604-Champs-electromagnetiques.ce.aspx

[26] : https://www.ipubli.inserm.fr/bitstream/handle/10608/5450/MS_2005_2_175.html

[27] : https://sante.journaldesfemmes.fr/fiches-sexo-gyneco

[28] https://cancer.ca/fr/cancer-information/cancer-types/breast/staging

[29] : https://cancer.ca/fr/treatments/tests-and-procedures/hormone-recetor-status-test
[30] : https://www.fondation-arc.org/traitements-soins-cancer/hormonotherapie/quest-ce-que-terapia hormonal
[31] :http://www.depistagesein.ca/types-de-cancer-du-sein/#.YmNEfCpzzIU
[32] : https://ishh.fr/cancer-du-sein/le-cancer-du-sein-lobulaire/
[33] : http://www.depistagesein.ca/carcinome-infiltrant/#.YoAPHypzzIU
[34] : http://www.depistagesein.ca/carcinome-infiltrant/#.YmNKhypzzIU
[35] :https://cancer.ca/fr/cancer-information/cancer-types/breast/what-is-breast-cancer/cancerous-tumours/paget-disease-of-the-breast
[36] : https://www.edimark.fr/Front/frontpost/getfiles/25293.pdf
[37] :https://www.roche.fr/fr/patients/info-patients-cancer/diagnostic-cancer/diagnostic-cancro-da-mama/hcr2.html
[38] :https://www.roche.fr/fr/patients/info-patients-cancer/diagnostic-cancer/diagnostic-cancro-da-mama/her2.html
[39] :https://www.edimark.fr/Front/frontpost/getfiles/25292.pdf
[40] : https://curie.fr/dossier-pedagogique/pas-un-mais-des-cancers-du-sein
[41] :https://www.roche.fr/fr/patients/info-patients-cancer/comprendre-cancer/cancer-du-sein-triplos-negativos.html
[42] :https://tel.archives-ouvertes.fr/tel-01561011/file/2016_TOLZA_archivage.pdf
[43] :https://pubmed.ncbi.nlm.nih.gov/21633166/
[44] : https://www.nature.com/articles/nrc2054
[45] :https://www.researchgate.net/figure/BRCA1-and-BRCA2-functional-domains-a-The-BRCA1-amino-terminus-contains-a-RING-domain_fig2_224824106
[46] : https://medicalforum.ch/fr/detail/doi/fms.2017.03056
[47] : https://www.cancer.be/le-cancer/metastase
[48] : https://www.arcagy.org/infocancer/localisations/cancers-feminins/cancer-du-sein
[49] :https://www.santelog.com/actualites/cancer-du-sein-une-nano-therapie-contre les tumour-aggression
[50] :https://ishh.fr/cancer-du-sein/les-therapies-ciblees-dans-le-traitement-du-cancer-du-sein/
[51] :https://www.chudequebec.ca/getmedia/e7486d22-9e68-48ee-a1e9-a9453aeb9070/8h45-dre-anne-choquette-presentation-er-pr-et-her2.aspx
[52] :https://acthera.univ-lille.fr/co/Bevacizumab__AVASTINJ__1.html
[53] :https://www.roche.fr/fr/patients/info-patients-cancer/comprendre-cancer/cancer-du-sein-triplos-negativos.html
[54] https://www.cancertreatmentreviews.com/article/S0305-7372(15)00151-6/fulltext
[55] :https://docplayer.fr/44268035-Traitements-systemiques-dans-le-cancer-du-sein-actualites-lionel-duck-et-renaud-poncin-oncologues-clinique-saint-pierre-ottignies-26-may-2016.html
[56] : https://www.anticorps-enligne.fr/resources/17/1216/immunohistochimie-ihc/

Anexo I

Questionnaire cancer:

Nom prénom (initiales): fait à Oran le/ /

Date et lieu de naissance: sexe: F M

Etat civil: Année de mariage:

Age des premières règles: **Poids:** **Taille:**

Nombre de grossesses: Année de 1ère G NFC: ND:

Prise de contraceptifs oraux (marque): oui non

Ménopause: oui non
Age:

Prise de THS (marque): oui non

Groupe sanguin: A B AB O + –

Antécédents familiaux (cancers dans la famille) oui non

Type: organes atteints: quel parent atteint?

Niveau économique: activité professionnelle:

Sein atteint: Droit Gauche Les deux

Taille de la tumeur:

Existence de métastases: Oui Non

Organes touchés

Autre pathologie diagnostiquées:

Paramètres anatomopathologiques

Année de la découverte du cancer et type de cancer diagnostiqué:

Grade du cancer: I II III

Histologie:

Anexo II

Quadro XXXI: Estádios do cancro da mama (Zafrani B et *al.* ,2007).

Estádios	Localizações
Estádio 0 (Cancro in situ)	O tumor permanece localizado no canal onde se originou. O tumor não é invasivo e não se espalhou para além da membrana basal (Tis NO M0).
Estadio I (Tumor com 2 cm ou menos)	Tumor < 2 cm, sem gânglios linfáticos palpáveis, sem metástases à distância (T1 N0 M0).
Estádio II (2 tipos de tumores)	Tumor < 5 cm com invasão de 1 a 3 gânglios linfáticos axilares ou envolvimento dos gânglios linfáticos sentinela da mama interna (axilar móvel), sem metástases (T0/1/2 N1 M0); ou tumor > 2 cm, sem envolvimento dos gânglios linfáticos, sem metástases (T2/3 N0 M0)
Fase III	Qualquer tumor, sem metástases, com : -Pelo menos 4 nódulos axilares afectados ou invasão clínica da mama interna ou envolvimento dos gânglios linfáticos sub-claviculares ou dos gânglios linfáticos supra-claviculares homolaterais (todos T N2/3 M0) ou tumor com extensão direta à parede torácica ou à pele ou tumor inflamatório (T4 todos N M0) ou tumor > 5 cm com invasão de 1 a 3 gânglios linfáticos axilares ou envolvimento dos gânglios linfáticos sentinela da mama interna (T3/4 N1 M0).
Fase IV (cancro metastático)	Independentemente do tamanho do tumor e do grau de invasão nodal, a presença de metástases à distância classifica o cancro como estádio IV (todos T todos N M1). Nódulos axilares fixos, fixação do tumor à parede torácica, nódulos supracalviculares, metástases cutâneas distantes do tumor, metástases na outra mama, metástases à distância diversas.

Anexo III

• **Tabela XXXII: Classificação pTNM dos cancros da mama e estádios clínicos (AJCC,8 edição de 2017).**

Categorias		Critérios
T	**TIS**	carcinoma in situ (pré-invasivo) ou doença do paget du mamilo sem tumor detetável.
	T0	sem tumor primário.
	T1 (Tumor < 20 mm)	T1mi: lesão microinvasiva < 1mm.
		T1a: 1mm < Tumor < 5mm.
		T1b:5mm < Tumor < 10mm.
		Tic:10mm < Tumor < 20mm.
	T2	20mm < T < 50mm.
	T3	Tumor > 50 mm.
	T4 Tumor de qualquer tamanho que se estenda à parede torácica (exceto o músculo peitoral) ou à pele	T4a: extensão para a parede torácica. T4b: ulceração infiltrativa da pele (incluindo peau d'orange) ou nódulos cutâneos. T4c: extensão à pele e à parede. T4d: carcinoma infiammatone.
N	**pN0**	Não foram detectadas metástases linfonodais regionais na histologia padrão.
	pN1	pNimi: Micrometástases (entre 0,2 mm e/ou mais de 200 células < 2,0 mm).
		pN1a: Envolvimento de 1 a 3 gânglios linfáticos pelo axilares (incluindo uma metástase > 2 mm) menos
		pNib: Envolvimento da cadeia mamária interna.
		pNic: pNia e pNib.
	pN2	pN2a: Envolvimento de 4 a 9 gânglios linfáticos pelo axilares (incluindo uma metástase > 2 mm) menos
		pN2b: Envolvimento da cadeia mamária interna com um
		sem envolvimento axilar
	pN3	pN3a: Envolvimento de pelo menos 10 gânglios linfáticos axilares
		pN3b:pN1a ou pNa2 na presença de envolvimento clínico da cadeia interna / ou pN2a e pN1b
		pN3c: Envolvimento do grupo supra-calvicular homolateral
M	M0	Sem metástases à distância.
	M1	existência de metástases (incluindo nódulos cutâneos distantes da mama)

Anexo IV

Quadro XXXIII: Caraterísticas clínicas, histopatológicas e moleculares do cancro da mama triplo-negativo

Caraterísticas dos doentes	-Idade jovem aquando do diagnóstico: < 50 -Elevada prevalência entre afro-americanos, hispânicos e subsarianos -Primeiro tumor em portadores da mutação ***BRCA1***	
Caraterísticas do tumor	-Histologia ductal: 80-93% ductal (CCI), 5% lobular, 4% metaplásica (agressiva, de alto grau, com elevada atividade mitótica e de mau prognóstico), 2,3% medular (rara mas de bom prognóstico), 1,6% apócrina, 0,9% neuroendócrina, 0,5% cribiforme e 0,5% lodosa -Grau histológico elevado: 77 a 90% de grau III, 10% de grau I - Índice mitótico elevado - O tamanho do tumor e a taxa de gânglios linfáticos positivos são mais elevados	
Caraterísticas moleculares	Expressão forte	EGFR (HERI) ; Citoqueratinas basais (CK) 5,14 e 17 : Ki67 : c-Kit: Ciclina E; PI 6
	Expressão fraca	ER;PR;HER2;CyclinDl
Prognóstico / Tratamento	-Pior prognóstico -Sensibilidade de Chinilo prima ire Não está a ser utilizada atualmente nenhuma terapia específica Risco elevado de recaída precoce	

Anexo V

Tabela XXXIV: Distribuição dos tumores por tipo histológico de acordo com a idade

Idade					
		Frequência	Percentagem	Percentagem válida	Percentagem acumulada
Válido	30	2	3,4	3,4	3,4
	32	1	1,7	1,7	5,1
	34	1	1,7	1,7	6,8
	35	1	1,7	1,7	8,5
	36	1	1,7	1,7	10,2
	37	3	5,1	5,1	15,3
	38	7	11,9	11,9	27,1
	39	6	10,2	10,2	37,3
	40	3	5,1	5,1	42,4
	41	4	6,8	6,8	49,2
	42	3	5,1	5,1	54,2
	43	2	3,4	3,4	57,6
	44	2	3,4	3,4	61,0
	45	5	8,5	8,5	69,5
	46	1	1,7	1,7	71,2
	47	2	3,4	3,4	74,6
	48	2	3,4	3,4	78,0
	49	4	6,8	6,8	84,7
	50	9	15,3	15,3	100,0
	Total	59	100,0	100,0	

Anexo VI

Quadro XXXV: Quadro dos parâmetros clinicopatológicos das pacientes estudadas com cancro da mama triplo-negativo [2017 - 2022]

Número do doente	Código	Idade (anos)	Sexo	Tumora lugar 1	Aspeto histológico	Tamanho do tumor	Grau de SBR	Fase clínica			Tipo de cirurgia	invasão de gânglios linfáticos
								T	N	M		
1	H126	42	F	Esquerda	CCI	2,5 X 1 X 2 cm	III	2	a	x	Mastectomia	EG +
2	H279	50	F	Esquerda	CCL	5x3 cm	III	2	a	x	Mastectomia	EG +
3	H547	41	F	Direito	CCI	1 X 1 X 2,5 cm	II	1b	0	x	Mastectomia	EG +
4	H869	30	F	Direito	CCI	2 cm	II	a	3c	x	Mastectomia	EG +
5	H1682	43	F	Esquerda	CCL	7x3 cm	III	2	a	1	Mastectomia	EG +
6	H1813	47	F	Direito	CCI	3,5 X 2 X 2,5	III	2	a	1	Mastectomia	EG +
7	H2105	37	F	Direito	CCL	1 X 1 X 2,5 cm	II	a	a	1	Mastectomia	EG +
8	H2150	38	F	Esquerda	CCI	1,5 X 2 X 2,5 cm	II	2	0	x	Mastectomia	EG-
9	H2262	38	F	Direito	CCI	1,5 X 2,2 X 2 cm	II	2	0	x	Mastectomia	EG +
10	H2263	45	F	Direito	CCI	3 X 2,5 X 2 cm	II	2	0	x	Mastectomia	EG +
11	H2630	50	F	Esquerda	CCI	2,5 X 1 X 2 cm	III	2	a	x	Mastectomia	EG +
12	IMN EXT	48	H	Esquerda	CCI	5x2 cm	II	1b	0	x	Mastectomia	EG +
13	H130	50	F	Esquerda	CCI	2 X 2 X 0,7 cm	II	2	0	x	Mastectomia	EG +
14	H199	37	F	Direito	CCI	1,8 X 1,2 X 0,5 cm	II	a	a	x	Mastectomia	EG +
15	H347	38	F	Direito	CCI	3,5 X 2,5 X 2,5 cm	II	2	0	x	Mastectomia	EG-
16	H576	42	F	Direito	CCL	3x2x5 cm	III	2	a	x	Mastectomia	EG +
17	H737	38	F	Direito	CCI	4 X 3 X 0,6 cm	III	2	3a	x	Mastectomia	EG+
18	H1929	36	F	Esquerda	CCI	1 X 1 X 2,5 cm	II	1b	0	1	Mastectomia	EG +
19	H825	43	F	Direito	CCI	0,3 ж 0,7 cm	III	2	0	x	Mastectomia	EG +
20	H1118	42	H	Esquerd	CCI	3 X 2,5 cm	II	2	a	x	Mastectomia	EG +

					a								
21	H1526	35	F		Esquerda	CCL	3 X 2,5 X 6 cm	III	2	a	x	Mastectomia	EG +
22	H1661	44	F		Esquerda	CCI	1 X 1,5 X 2 cm	II	a	3c	x	Mastectomia	EG +
23	H1929	50	F		Esquerda	CCI	1,5 X 1,5 X 1,5 cm	III	2	3a	x	Mastectomia	EG +
24	H2440	48	F		Esquerda	CCI	3 X 2,5 X 3 cm	III	2	3a	x	Mastectomia	EG +
25	H2400	37	F		Direito	CCI	3,5 X 3 X 3 cm	III	2	0	x	Mastectomia	EG +
26	H 2573	50	F		Direito	CCI	2,5 X 2 X 0,9 cm	II	1	3c	x	Mastectomia	EG +
27	H 2792	44	F		Esquerda	CCI	7x5x4 cm	III	1b	0	x	Mastectomia	EG +
28	H 2808	45	F		Direito	CCI	4x2 cm	III	2	0	x	Mastectomia	EG +
29	H2884	40	F		Esquerda	CCI	3x2 cm	III	2	1	x	Mastectomia	EG +
30	H3103	39	F		Esquerda	CCI	7 cm	III	3	3a	x	Mastectomia	EG +
31	H2992	49	H		Direito	CCI	4x3 cm	II	2	0	x	Tumorectomia	EG +
32	R43	30	F		Direito	CCI	2,5 X 0,5 X 1cm	II	1b	1	x	Mastectomia	EG+
33	H586	39	F		Direito	CCI / CCL	3,5 X 2 X 8 cm	II	2	a	x	Mastectomia	EG +
34	H264	47	H		Direito	CCI	1,5 X 2 X 3,5 cm	III	3	a	x	Mastectomia	EG +
35	H2494	39	F		Esquerda	CCI	2 X 2 X 1,5 cm	II	2	a	x	Mastectomia	EG +
36	H2695	40	F		Direito	CCI	3 X 1,5 X 1,5 cm	II	1	a	x	Mastectomia	EG +
37	R02	50	F		Esquerda	CCI	2,5 X 2,5 X 1 cm	II	2	0	x	Mastectomia	EG +
38	H140	41	F		Esquerda	CCI	0,5 X 1 X 4 cm	II	0	2	1	Mastectomia	EG +
39	H158	50	F		Direito	CCI	3,5 X 0,5 X 2,5 cm	II	2	0	x	Mastectomia	EG +
40	H167	41	F		Esquerda	CCI	5x4x3 cm	III	2	1	x	Mastectomia	EG +
41	H172	38	F		Direito	CCI	4x4x2 cm	II	2	a	x	Mastectomia	EG +
42	H333	45	F		Direito	CCI / CCL	3 cm	II	2	a	x	Mastectomia	EG +
43	H521	45	F		Esquerd	CCI	8x7 cm	II	3	2	x	Mastectomia	EG +

					a					a			
44	H586	39	F		Direito	CCI	3,5 X 2 cm	II	2	a	x	Mastectomia	EG +
45	H1313	39	F		Direito	CCI	2,5 X 2,5 X 1,5 cm	II	2	0	x	Mastectomia	EG +
46	H1795	38	F		Esquerd a	CCI	4,5 cm	II	2	0	x	Mastectomia	EG +
47	H2042	40	F		Direito	CCI	5 cm	II	2	0	x	Mastectomia	EG +
48	H2189	41	F		Esquerd a	CCI	2,5 cm	II	1 c	0	x	Mastectomia	EG +
49	R05	39	F		Esquerd a	CCI	3,5 x 2,5 x 1,5 cm	II	2	a	x	Mastectomia	EG +
50	R24	38	F		Esquerd a	CCI	3 X 3,5 X 4 cm	II	1 c	1	x	Mastectomia	EG +
51	HlOOl	32	F		Esquerd a	CCI	3x3 cm	III	2	0	x	Mastectomia	EG +
52	H734	49	F		Esquerd a	CCI	3 X 2,5 cm	III	2	a	x	Mastectomia	EG +
53	H2494	50	F		Direito	CCI	3,5 X 3,5 X 3	II	2	a	x	Mastectomia	EG +
54	H2459	49	F		Direito	CCL	4x3 cm	II	4	2 a	1	Mastectomia	EG +
55	B254	34	F		Esquerd a	CCI	3,5 X 2 cm	II	2	a	x	Tumorectomi a	EG-
56	B138	45	F		Esquerd a	CCI	4 x 3,5 cm	II	1 c	0	x	Tumorectomi a	EG-
57	B1051	46	F		Direito	CCI	3,5 X 1 cm	II	2	a	x	Tumorectomi a	EG-
58	B91	49	F		Esquerd a	CCI	4,5 X 2,5 cm	II	1 c	a	x	Tumorectomi a	EG-
59	B22	50	F		Direito	CCI	3,5 cm	II	2	0	x	Tumorectomi a	EG-

Anexo VII

Quadro XXXVI: Caraterísticas clinicopatológicas de 480 doentes com cancro da mama em 2017-2022

Doentes	480(100%)	
Género	Masculino	8(1,66%)
	Feminino	472(98,33%)
Local do tumor	Direito	228(47,5%)
	Esquerda	241(50,2%)
	Bilateral	11(2,29%)
Tipo histológico	Lobular	62(12,91%)
	Canal	399(83,12%)
	Outros	19(3,95%)
Grau SBR	I	0(0%)
	II	282(58,75%)
	III	198(41,25%)
Tamanho do tumor	1	100(20,83%)
	2	260(54,16%)
	3	120(25%)
	4	0(0%)
Invasão dos gânglios linfáticos	NÃO	162(33,75%)
	N1	126(26,25%)
	N2	121(25,20%)
	N3	71(14,79%)
Metástases à distância	M0	216(45%)
	MI	16(3,33%)
	Mx	248 (51,66%)
Recetor de estrogénio	positivo	274(57,08%)
	negativo	206(42,91%)
Recetor de progesterona	Positivo	264(55%)
	negativo	216(45%)
Estatuto HER2	Positivo	182(37,91%)
	negativo	298(62,08)
Subtipo molecular	Luminal A	136(28,33)
	Luminal B	103(21,45)
	HER2	182(37,91)
	Triplo negativo	59(12,29)

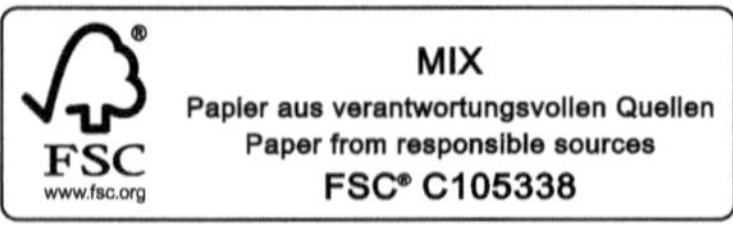

Printed by Books on Demand GmbH, Norderstedt / Germany